AF221813

Beate Wargalla

Der Atem

Eine Reise in unser Inneres

Beate Wargalla

Der Atem
Eine Reise in unser Inneres

Mit zahlreichen Übungen und Anleitungen,
den Körper zu stärken,
Angst, Stress und Schmerzen abzubauen und
inneren Frieden und Harmonie zu finden

mit Audios direkt zum Anhören 🔊

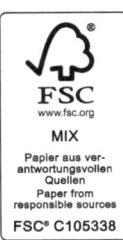

Bibliografische Information der Deutschen Nationalbibliothek:
Die Deutsche Nationalbibliothek verzeichnet diese Publikation
in der Deutschen Nationalbibliografie; detaillierte bibliografische
Daten sind im Internet über www.dnb.de abrufbar.

Herstellung und Verlag:
BoD – Books on Demand, Norderstedt

1. Auflage
© 2022 Beate Wargalla
www.atemtherapie.wargalla.de
Fotos: Pavansai Dudi, Ravali Bathula
Zeichnungen: Felix Wargalla
Gestaltung: Eva Kraskes

ISBN: 978-3-7568-1966-9

Inhalt

Mein Werdegang
Wie ich dazu kam, Atemtherapeutin zu werden

Einleitung

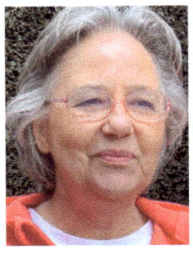

Mein Werdegang

Wie ich dazu kam, Atemtherapeutin zu werden.

Im Jahr 1989 beschloss ich mit einigen Freundinnen, einen Chor zu gründen. Ich hatte unter anderem den Part der Anleitung zur körperlichen Lockerung und Entspannung übernommen.

Da wurde ich gefragt: »Geht der Bauch beim Singen eigentlich raus oder rein?« Ich hatte keine Ahnung. Also ging ich in die Stadtbibliothek, um eine Antwort zu finden.

Ich bin von meiner Grundausbildung Diplompädagogin mit psychologischer Zusatzausbildung und war als sozial-psychologische Beraterin für Studierende des Studierendenwerks an der Universität Duisburg-Essen tätig und leitete die Abteilung »Soziales und Internationales«.

Die Anatomie des Körpers war mir damals noch ziemlich fremd. Also begann ich, in der Stadtbücherei medizinische Bücher zu studieren, dann Bücher, die mit Gesang zu tun hatten. Doch nirgends in der Fachliteratur fand ich eine Antwort auf meine Frage »Wie bewegt sich der Bauch beim Atmen und beim Singen« oder zumindest verstand ich die Fachsprache nicht.

Schließlich fiel mir ein kleines Büchlein in die Hand, »Atemschulung« von Margot Scheufele-Osenberg. Ich weiß es noch wie heute. Ich setzte mich auf meinen Balkon mit einer Tasse Tee, machte es mir gemütlich und »verschlang« dieses Büchlein. Es gab mir Antwort auf meine Frage und noch vieles mehr. Am nächsten Tag rief ich bei Frau Scheufele-Osenberg an, machte einen Termin mit ihr aus und meldete mich direkt für die nächste Fortbildung bei ihr an, die auch tatsächlich im folgenden Monat beginnen sollte und es war zufällig noch ein Platz frei. Ich war überglücklich.

Und so begann meine »Karriere« als Atemtherapeutin.

Meine Ausgangsfrage war gewesen: Geht der Bauch beim Singen eigentlich raus oder rein? Und wie lautet die Antwort?

Für den Atmungsprozess und für das Singen ist das Zwerchfell, der Hauptatem-muskel, entscheidend. Beim Einatmen senkt sich das Zwerchfell und der Bauchraum wird weit. In der Ausatmung geht das Zwerchfell wieder nach oben in die Ausgangs-position und der Bauchraum zieht sich zusammen. Beim Singen sprechen wir von der »Atemstütze«. Das bedeutet, dass in einer langen Singphase beziehungsweise Aus-atmungsphase verschiedene Muskeln, vor allem das Zwerchfell solange angespannt und gestützt werden und der Bauchraum weit bleibt, bis am Ende der Ausatemphase die Muskeln, vor allem der Zwerchfellmuskel sich entspannen und wieder in die Aus-gangsposition gehen und die Bauchdecke abflacht. Doch wie oft hören wir den Begriff »das Zwerchfell« und wissen gar nicht genau, wie es aussieht und wo es liegt. So erging es mir, als ich in der Bücherei nach einer Erklärung suchte.

Ein tieferes Verständnis für den Atmungsprozess und die körperliche und seeli-sche Bedeutung der Atmung zu entwickeln, ist Ziel dieses Buches. Im Laufe der Zeit bemerkte ich bei der Beschäftigung mit dem Atem, dass ich mich selber mehr und mehr veränderte. Ich wurde nicht nur körperlich fitter, sondern auch innerlich ausge-glichener. Ich lernte, mich besser zu konzentrieren und emotional stärker und wider-standsfähiger zu werden. So wie der Atem frei durch den Körper fließt, so begann ich auch innerlich geschmeidig zu werden.

Insgesamt lernte und assistierte ich 4 Jahre lang an der »Schule für Atemtraining und Sprechtechnik«, geleitet von Margot Scheufele-Osenberg in Düsseldorf. Grund-lage ihrer Arbeit und meiner Ausbildung ist die »funktionelle Atmungstherapie« nach Dr. med. Julius Parow. Aufgrund langjähriger Erfahrungen als Lungenfacharzt war es Dr. J. Parow ein Anliegen, die Aufklärung zur Entwicklung »einer gesunden, leis-tungsfähigen Atmung« zu fördern und hierfür Übungen zu erarbeiten. In meiner Aus-bildung erfolgte das Wissen über die Funktion und Bedeutung der Atmung vor allem über vielfältige Schaubilder. Sie sind auch noch heute Grundlage meiner Arbeit und hier im Buch als Zeichnungen dargestellt. Sie halfen mir, ein tieferes Verständnis für meinen Körper zu entwickeln.

Nach diesem Einstieg in die Atemarbeit habe ich zahlreiche Erfahrungen in weiteren Fortbildungen in den verschiedensten Atemtherapierichtungen gesammelt. Prägend waren vor allem mehrere Seminare in der Atemtherapie »Der Erfahrbare Atem« nach Prof. Ilse Middendorf und eine bioenergetische Fortbildung mit den Schwerpunkten der »Integrativen Atemtherapie«.

In meine jetzige Arbeit als Atemtherapeutin fließen zudem meine langjähri-gen Yoga- und Pranayama-Kenntnisse mit ein. Zusätzlich kann ich als zertifizierte Entspannungstherapeutin in den beiden anerkannten Entspannungsmethoden des

»Autogenen Trainings« und der »Progressiven Muskelentspannung nach Jacobson« die Erfahrungen einer Tiefenentspannung in die Atemtherapie integrieren.

Im Jahr 1995 startete Dr. med. Thomas Voshaar, Chefarzt der Klinik für Lungen- & Bronchialheilkunde der »Stiftung Krankenhaus Bethanien« in Moers, eine Initiative, ein Schulungsprogramm für Menschen mit einer Atemwegserkrankung zu erarbeiten und eine engere Zusammenarbeit mit den niedergelassenen Ärzten und Fachkräften vor Ort zu fördern. Dieser Aufruf erreichte mich und ich fasste den Entschluss, aktiv die Initiative zu unterstützen. Zusammen mit der Selbsthilfegruppe »Deutsche PatientenLiga Atemwegserkrankungen e.V., Ortsverband Moers-Niederrhein« ist ein Gesundheitsprogramm entstanden, in dem systematische Schulungen durchgeführt werden. Es beinhaltet monatliche Vorträge der Ärzte zu verschiedenen Themen für Lungenkranke, Angehörige und Interessierte.

In diesem Rahmen führe ich seit nunmehr über 25 Jahren regelmäßig Atemtherapie- kurse für Anfänger/innen und Fortgeschrittene im Krankenhaus Bethanien in Moers durch. Die fachliche und persönliche Förderung von Herrn Dr. Voshaar, die unterstüt- zenden Rahmenbedingungen und die vielen Anregungen der Kursteilnehmer/innen bereiten mir immer wieder Freude und tragen mit dazu bei, diesen »langen Atem« zu bewahren. Zusätzlich werde ich im wahrsten Sinne des Wortes getragen von den sehr aktiven Mitgliedern der Selbsthilfegruppe »PatientenLiga Atemwegserkrankungen Moers-Niederrhein«. Von ihnen erfahre ich immer wieder, wie wichtig für atemwegs- erkrankte Menschen eine gute Aufklärung, das Erlernen gezielter Atem- und Ent- spannungstechniken zur bewussten aktiven Selbststeuerung und auch die gegenseitige Unterstützung sind.

Neben meiner hauptberuflichen Tätigkeit an der Universität unterrichtete ich in der Heilpraktikerschule, »Schule für Naturheilkunde, Jolande Gorny« in Oberhau- sen, die Fächer Atementspannung und Atmungstherapie. Das von mir entwickelte Fortbildungscurriculum mit dem Abschlusszertifikat »Seminarleiter/in für die Atem- entspannung und Atmungstherapie« beinhaltete folgende Schwerpunktthemen: Die Selbsterfahrung in der Atementspannung, Aufklärung über die körperlichen Funktio- nen von Atmung, Informationen und Therapievorschläge bei Atemwegserkrankungen, Grundlagen eines Atemmuskeltrainings sowie Informationen über die wesentlichen Fachrichtungen in der Atemtherapie.

Heute arbeite ich freiberuflich als Atemtherapeutin und Heilpraktikerin. Ich führe weiterhin Atemtherapiekurse im Krankenhaus Bethanien in Moers durch und gebe Workshops und halte Vorträge zu verschiedenen Themen der Atemtherapie und deren heilsamen Wirkungen auf unsere Gesundheit.

Einleitung

Die Antworten und Erkenntnisse auf meine Fragen, »Wie atme ich eigentlich richtig?« und »Wie kann ich mein Wohlbefinden durch eine gute tiefe ruhige Atmung verbessern?«, möchte ich gerne in diesem Buch weitergeben. Durch meine langjährigen Erfahrungen als Atemtherapeutin und die vielen Anregungen meiner Kursteilnehmer/innen ist ein umfangreiches Wissen über die Atmung entstanden. Mögen auch Sie viele Anregungen mitnehmen können.

Die Beschäftigung mit dem Atem ist wie eine spannende Reise. Die Reise mit dem Atem in unseren Körper fördert eine wohltuende Belebung des Körpers, eine Erfrischung des Geistes und die Bewusstwerdung unserer Verbindung zu unserer Seele.

Ich möchte Sie anregen, diejenigen Kapitel aufzuschlagen, die Sie besonders interessieren. Jedes Kapitel ist in sich schlüssig. In jedem Kapitel gebe ich Atemübungen zur Veranschaulichung. Die Atemübungen können Sie über einen QR-Code anhören und direkt mitmachen. Alle Übungen, die Sie möglicherweise in anderen Zusammenhängen kennen, haben in diesem Buch das Ziel, ein Gespür für die Atmung und vor allem die Atembewegung im Körper zu entwickeln, den Körper zu kräftigen und geschmeidig zu erhalten und innere Ruhe und Gelassenheit zu fördern.

Bewusst verzichte ich auf eine medizinische Fachsprache. Die anatomischen Schaubilder mögen Ihnen als Anregung dienen, den eigenen Körper und seine Vorgänge vor allem im Atmungsprozess besser zu verstehen.

Wenn Sie das Gefühl haben, nicht richtig atmen zu können und sich fragen, wie Sie den Atem besser für Ihre Gesundheit nutzen können, finden Sie in diesem Buch zahlreiche Hinweise und Übungen. Hier ist vor allem das Kapitel über das Zwerchfell aufschlussreich.

Wenn Sie an einer Lungen- oder Atemwegserkrankung leiden, können Sie in dem Kapitel »Atemtechniken in Atemnotsituationen« viele nützliche Vorschläge erhalten. Bei immer wiederkehrender Atemnot, in Situationen mit Panikattacken und starker Behinderung der Atmung gibt es hilfreiche Atemtechniken. Auch bei einer Herzschwäche oder einer Herzerkrankung kann es bei Belastung zu Atemnot kommen. In diesen Situationen ist die Anwendung der Atemtechniken ebenfalls sehr nützlich.

Möge Ihnen das Buch zugleich zahlreiche Impulse geben, den Körper zu trainieren und geschmeidig zu erhalten, damit die Atmung sich frei entfalten kann. Atemübungen sollten immer sanft und ohne Anstrengung ausgeführt werden. Achten Sie darauf, den Atem natürlich entstehen zu lassen. In unserer sehr schnelllebigen und herausfordernden Zeit ist es wichtig, unserem Atemrhythmus wieder seinen natürlichen, sich selbst regulierenden Raum zu geben. Bei einer Herangehensweise, in der wir Druck auf die Atmung ausüben, wird die Angespanntheit im Körper eher erhöht. Ruhephasen in Achtsamkeit geben der Atmung weiten und freien Raum und stärken Körper, Geist und Seele.

Wir haben den Anspruch und auch den Wunsch, in vielen Lebensbereichen, bei beruflichen oder auch privaten Tätigkeiten, uns ein kompetentes Fachwissen zu erarbeiten. Manche Menschen wünschen sich, am liebsten die ganze Welt kennenzulernen oder auch zu verstehen. Doch kennen wir uns eigentlich selbst? Verstehen wir, wie unser Körper funktioniert? Wir müssen uns dazu nicht kompliziertes anatomisches Fachwissen aneignen. Achten wir darauf, was unser Körper braucht, welche Ernährung für ihn am besten ist, welche Bewegung er mag, was ihm insgesamt gut tut, wann er Ruhe braucht, wann Aktivität?

Kennen wir unsere Gedanken? Merken wir, was wir die ganze Zeit denken? Haben wir Kontrolle über unsere Gedanken? Wie ist das mit unseren Gefühlen? Sind wir fähig, unsere vielfältigen, wechselnden Gefühle wahrzunehmen, sie zunächst einmal anzunehmen und sie einzuordnen?

Durch die Schulung der Achtsamkeit auf die Atmung wird unser Fokus nach Innen gerichtet. Wir können überall und jederzeit unsere Atmung beobachten: Zum Beispiel beim Sport und Tanzen, beim Kochen und Essen, beim Meditieren und Diskutieren, beim Lesen oder Fernsehen. Nehmen wir nur einen Moment lang unseren Atem, den Atemrhythmus, die Atemtiefe wahr, sind wir sofort bei uns. Wir stellen eine Verbindung zu unserem Körper her. Wir sind im »Hier und Jetzt«, an jedem Ort, zu jeder Zeit. Der Atem ist immer bei uns. In der Wahrnehmung des Atems können wir erfahren, wie es uns geht. Wir können ein Gleichgewicht herstellen und Harmonie und Frieden einkehren lassen. Das bringt Gesundheit im Körper, im Geist und in der Seele.

Möge Sie mein Buch inspirieren. Ihre Atemerfahrungen mögen Sie bereichern, Ihnen Freude bereiten und Ihnen innere Ruhe und Stärke geben.

1

Atem und Seele

Atmen und Lächeln bringt
inneren Frieden der Seele,
Glücklich–Sein,
Wohlergehen und Gesund–Sein.

Die bewusste Wahrnehmung des Atems führt uns auf eine Reise in das Innere des Körpers und in das Innere unseres Selbst.
In der Wahrnehmung des Atems stellen wir eine Verbindung zu unserer Seele her.

In der langen Kulturgeschichte der Völker haben die Menschen dem Atem nicht nur eine körperliche Bedeutung beigemessen, sondern dem Atem immer auch eine tiefere, eine seelische Dimension zugeschrieben. Mit dem Atem wird eine nicht sichtbare, nicht greifbare, nur zu erfühlende Qualität assoziiert.

So stehen die Begriffe »Pneuma« aus dem Griechischen und Odem aus der Bibel sowohl für den Atem als auch für den Geist und die Seele als Wortbedeutung. »Gott blies dem Menschen ein den lebendigen Odem in seine Nase. Und also ward der Mensch eine lebendige Seele.« (1. Mose 2,7)

Der Begriff »Atman« aus dem Sanskrit der indischen Philosophie hat in seinem Wortstamm Ähnlichkeit mit dem Wort »Atem«. »Atman bezeichnet das absolute Selbst, die unzerstörbare, ewige Essenz des Geistes und wird häufig als Seele übersetzt.« (Wikipedia)

Was ist die »Seele«? Wir sprechen auch vom »beseelten Atem«.

In vielen Kulturen wird die Seele dem Unaussprechlichen, dem Göttlichen, dem ewigen Bewusstsein zugeordnet. Es ist eine innere Bewusstheit, die in uns ist. Es ist eine Lebenskraft im Menschen, die danach strebt, sich selbst, die eigene Persönlichkeit zu entfalten mit dem Wunsch der Selbstverwirklichung. Wir Menschen streben danach, unser »Selbst« zu verwirklichen.

In den Lehren des indischen Yoga wird vom Wesenskern des Menschen gesprochen, der in jedem Wesen existiert. So wie aus einem kleinen Samen, einem Kern, ein großer und schöner Baum entstehen kann, so liegt auch in jedem Menschen in der Tiefe ein innerer Wesenskern verborgen, der Seele genannt werden kann.

»Ich fühle meinen Körper und spüre meinen Atem. Ich bin bei mir und bin mir meines Selbst bewusst. Ich bin mit meinem Wesenskern verbunden.« Mit diesen Sätzen beende ich meine Entspannungsanleitungen.

Ich möchte in diesem Kapitel keine wissenschaftliche Abhandlung über die Seele schreiben, sondern eine Dimension im Atem andeuten, die eine unsichtbare, nicht erklärbare, aber doch fühlbare Weite in unseren Geist legt.

Können wir erklären, was »Liebe« ist? Was ist »Frieden«, »Glücklich-Sein«, »Wohl-ergehen« und »Gesund-Sein«? Wir können es nur fühlen, erfahren und genießen.

So meint Thich Nhat Hanh, ein vietnamesischer buddhistischer Mönch, Schrift-steller und Lyriker, dass es uns sehr glücklich machen könne, einfach zu atmen und zu lächeln. In dem Moment, in dem wir bewusst atmen, sind wir mit unserem Inneren verbunden und begegnen dem Leben im gegenwärtigen Augenblick.

Die Atmung stellt eine Verbindung von Körperanwesenheit und Bewusstsein her. Ich nehme mich wahr. Ich bin mir meiner Situation bewusst. Ich denke nach. Ich reflektiere. Ich bin da. Ich bin. »Ich« kann ich nur zu mir selbst sagen.

Die Wahrnehmung der Atmung führt uns zur Rückbesinnung auf unseren Körper und auf das Fühlen, dass der Atem unseren Körper bewegt. Wir sind im Körper anwe-send. Unsere Atmung reagiert auf jede Bewegung und auf jeden Impuls von außen oder auf jeden Gedanken und jede Emotion von innen. »Bewusst weiter atmen!« – sage ich immer. In der Atemwahrnehmung findet der Geist einen Anker, und er bringt Ruhe in unser Gemüt.

So lassen Sie uns auf die Reise gehen, den Atem wahrzunehmen – er ist jederzeit und überall in uns anwesend. Unseren Körper können wir trainieren und kräftigen für die Entfaltung in der Atmung und der Atembewegung. Die Atemmuskulatur und die Körperwände können wir durch Bewegung, Kräftigungs-, Dehnungs- und Ent-spannungsübungen stärken und geschmeidig erhalten.

So können wir lernen, auch innerlich elastisch zu bleiben, innere Widerstände zu überwinden und immer wieder ein Gleichgewicht herzustellen. Fühlen wir uns im Körper anwesend, kann unser Geist und Gemüt zur Ruhe kommen. Wir gewinnen Klarheit.

Wir können im übertragenen Sinne innerlich geschmeidig bleiben. So wie ein Fluss über »Stock und Stein«, Felsen und andere Hindernisse fließt, manches Mal gestaut wird und dann wieder nach Überwindung der Hindernisse weiter fließt, so können auch wir den Atem in unserem Körper fließen lassen.

Wir bleiben durchlässig und innerlich frei. Wir sind mit unserem Wesenskern, unserer Seele verbunden und können Vertrauen in uns selbst und unser Leben ent-wickeln.

2

Die Lunge – unser Atmungsorgan

Im Atem entfalten wir kraftvoll unsere Lunge und beleben unseren Körper mit Energie und Vitalität und unseren Geist mit Weite, Lebendigkeit und Lebenskraft.

Wir beginnen unsere Reise mit der Reise in die Lunge.

Welchen Weg nimmt die Einatemluft in die Lunge?

Was geschieht mit der eingeatmeten Luft in den Lungenbläschen?

Unsere Atmung geschieht von alleine.

Wo findet die Steuerung der Ein- und Ausatmung statt?

Was ist das Atemzentrum?

Atemübung zur Entspannung

Wir denken in der Regel nicht darüber nach, wie wir atmen. Die Atmung ist für uns essentiell und geschieht von alleine. Das bedeutet, dass unsere Lunge ein lebenswichtiges Organ ist. Unser Leben beginnt mit dem ersten Atemzug und endet mit dem letzten Atemzug.

Wir nehmen unsere Atmung jedoch spätestens dann bewusst wahr, wenn wir bei einem langen Berganstieg merken, dass wir außer Atem kommen. Oder wir stellen fest, dass wir in Aufregung sehr schnell atmen.

Wer steuert unsere Atmung? Wir wissen, wir können die Atmung willentlich steuern, beim Sprechen oder Singen. Doch im Schlaf, wenn wir nicht mehr auf unsere Atmung achten, atmen wir ohne unser Zutun.

Wie geschieht es? Wer oder was gibt den Impuls zur Atmung? Wer steuert unsere Ein- und Ausatmung?

Woher wissen wir, wann wir einatmen und wann wir ausatmen sollen?

In der Einatmung nehmen wir Sauerstoff auf und in der Ausatmung geben wir Kohlendioxid ab. Wozu brauchen wir Sauerstoff? Welchen Weg nimmt die sauerstoffreiche Luft über die Nase und von dort bis in die Lungenbläschen in der Lunge? Was geschieht mit der Luft in den Lungenbläschen?

Ich möchte auf verständliche Weise den Atemvorgang in unserem Körper beschreiben. Das Wissen möge uns deutlich und in gewisser Hinsicht demütig machen, dass unsere Atmung ein komplexer, sich selbst regulierender autonomer Prozess für die körperliche, geistige und seelische Gesundheit ist.

Das Wissen möge uns anregen, durch bewusste Wahrnehmung des Atems und durch vielfältige Aktivitäten und Übungen unsere Lunge zu stärken und damit unseren Körper insgesamt zu vitalisieren. Zum aktiven Erleben unserer Reise zur Lunge gebe ich zum Abschluss des Kapitels eine kleine Atemübung zur Entspannung, die das Beschriebene erfahrbar macht.

- **Welchen Weg nimmt die Einatemluft in die Lunge?**

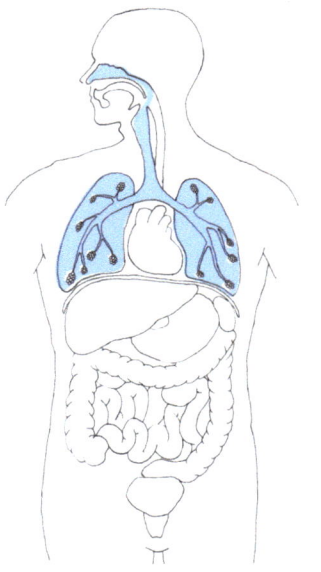

Der Weg der Einatemluft in die Lunge

Bei der Einatmung strömt die Luft durch die Nase, den Nasenrachenraum und den Kehlkopf in die Luftröhre und weiter in die Lungen und dort in die Lungenbläschen, in denen der Gasaustausch stattfindet.

Nase

Achten Sie jetzt beim Lesen darauf: Atmen Sie tatsächlich durch die Nase?

Die Nase ist unser eigentliches Atmungsorgan und nicht der Mund. In der Nase wird die Luft gereinigt, angewärmt und angefeuchtet, was bei einer Mundatmung nicht möglich ist. Wenn wir durch den Mund atmen, geht die trockene, kalte und belastete Luft direkt in die Lungen.

Die Nasenatmung führt zudem zu einer tieferen Atmung. Darauf werde ich in einem weiteren Kapitel »Atmung und Nase« näher eingehen.

Kehlkopf

Beim Lesen wandern Sie in der Vorstellung den Weg mit, den die Einatemluft bis in die Lunge macht. Vom Nasenrachenraum strömt die Luft über den Kehlkopf in die

Luftröhre. Der Kehlkopf hat zwei Aufgaben. Hier wird die Stimmbildung geregelt und der Kehlkopf sorgt dafür, dass keine Speisen in die Luftröhre gelangen. Etwa in der Mitte des Kehlkopfes sitzen die Stimmlippen, die beim Einatmen geöffnet sind. Beim Ausatmen werden sie gespannt. Hierdurch wird die Luft zum Schwingen gebracht. So entstehen Schallwellen, die als Stimme hörbar werden. Wir sprechen oder singen.

Der Ort des Kehlkopfs, der Übergang vom Nasenrachenraum zur Luftröhre ist zugleich eine kritische Passage, da hier die Luft vom hinteren Rachenraum nach vorn in die Luftröhre strömt. Diese Passage wird vom Kehldeckel geregelt.

Luftröhre

Unsere Luftröhre liegt vorne im Hals vor der Speiseröhre und ist eine feste Röhre mit knorpeligen Spangen. Wir kennen diese Anatomie von dem Notfall, der einen Luftröhrenschnitt erforderlich macht. Die Speiseröhre dagegen liegt hinter der Luftröhre im Hals. Das ist auch insofern sinnvoll, da sie sich bei größeren Bissen flexibel weiten muss und kann.

Bei jedem Schlucken wird nun die Luftröhre mit dem Kehldeckel verschlossen, damit die Speisen im Übergang vom Mundraum nach hinten in die Speiseröhre und schließlich in den Magen gelangen. Wir kennen vielleicht noch als Kind den Hinweis unserer Eltern, beim Essen nicht zu sprechen, denn durch die Kreuzung von Luft- und Speiseröhre kann es häufiger vorkommen, dass wir uns verschlucken.

Der spontan einsetzende Hustenreflex ist lebenswichtig, damit keine Nahrungsreste in die Lunge gelangen. Auch im Alter kann dieser Mechanismus manchmal nicht mehr so gut funktionieren. Daher sollten wir uns im Alltag bewusst beim Essen und Trinken darauf konzentrieren.

Bronchien

Die Luft strömt bei jedem Atemzug durch die Luftröhre weiter in den rechten und linken Lungenflügel. Die Atemwege in der Lunge werden Bronchien genannt. Sie verzweigen sich wie ein Baum mit seinen Verästelungen in der Krone. Die Luft strömt also über den rechten und den linken Hauptbronchus und weiter in immer kleinere Verästelungen bis in die feinsten Bronchiolen. Die Bronchiolen, diese kleinen Atemwege sind oft Schwachstellen im Bronchialsystem für Verengungen und Entzündungen.

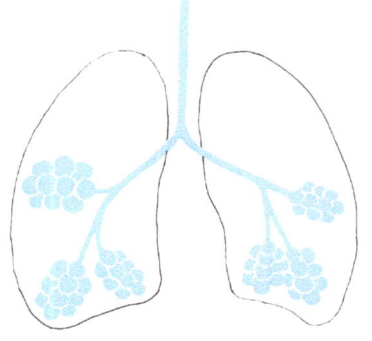

Die beiden Lungenflügel, die Bronchien und die Lungenbläschen

Lungenbläschen

Am Ende der feinsten Bronchiolen sitzen an die 300 Millionen Lungenbläschen, die sogenannten Alveolen. Die Lungenbläschen sind stecknadelkopfgroß. Würden wir sie ausbreiten, so könnten sie die Fläche eines Tennisplatzes füllen. Hier in den Alveolen findet der Gasaustausch statt.

Bevor ich auf den Gasaustausch und den Weg des Sauerstoffs in den Blutkreislauf zu sprechen komme, möchte ich auf die Lunge im Allgemeinen eingehen.

Die Lunge

Wenn wir von dem Organ »die Lunge« sprechen, so verstehen wir darunter zwei Lungenflügel rechts und links im Brustkorb mit der Gesamtheit der Bronchien und der Lungenbläschen. Sie werden von Bindegewebe zusammengehalten und von Blutgefäßen, Lymphgefäßen und Nerven durchzogen.

Bei Erkrankungen der Lunge unterscheiden wir Bronchialerkrankungen, also Erkrankungen der Atemwege wie Bronchitis, COPD (chronische obstruktive Bronchitis) und Asthma, während das Emphysem eine Erkrankung der Lungenbläschen ist. Hier ist ein Teil der Lungenbläschen zerstört und kann nicht mehr am Gasaustausch teilnehmen. Bei den Lungenerkrankungen, wie der Fibrose, der Asbestose und der Silikose (Steinstaublunge) ist das Lungenbindegewebe betroffen.

Der rechte Lungenflügel hat drei Unterteilungen, sogenannte Lungenlappen. Der linke Lungenflügel besitzt nur zwei Lungenlappen, da sich hier das Herz in der Mitte des Brustkorbs etwas nach links versetzt befindet.

Beide Lungenflügel sind von außen mit einer dünnen Haut umgeben, dem Lungenfell. Der Brustkorb, in dem die beiden Lungenflügel liegen, ist ausgekleidet mit einem Rippenfell. Zwischen Lungenfell und Rippenfell ist ein dünner mit etwas Flüssigkeit gefüllter Spalt, der sogenannte Pleuraspalt. Welche Funktion hat der Pleuraspalt?

Die Lunge selber kann sich nicht ausdehnen. Sie folgt der Bewegung des Brustkorbs. Der Flüssigkeitsspalt zwischen Lungen- und Rippenfell macht es möglich, dass
die Lunge bei jeder Atembewegung mit der Bewegung des Brustkorbs mitgeht. Es
ist vergleichbar mit zwei feuchten aneinander gelegten Glasplatten, die aneinander
entlang gleiten können, aber sich nicht ablösen können. Wird in der Einatmungsphase der Brustkorb weit, so folgen automatisch die beiden Lungenflügel der Bewegung und werden ebenfalls weit. Es entsteht ein Unterdruck in der Lunge und die
Atemluft wird in der Einatmung bis in die Lungenbläschen eingesogen. In der Ausatmung ziehen sich der Brustkorb und damit auch die Lungenflügel zusammen und
die Luft strömt hinaus.

● Was geschieht mit der Luft in den Lungenbläschen?

Bei der Einatmung gelangt Sauerstoff über die Atemwege, die Bronchien bis in die
Lungenbläschen und von dort in den Blutkreislauf. Bei der Ausatmung wird Kohlendioxid über den Blutkreislauf zurück zu den Lungenbläschen geführt und nach außen
über die Ausatmung abgegeben.

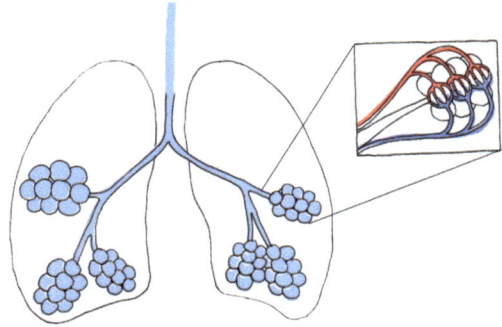

Die Lungenbläschen und die sie umgebenden Blutgefäße

Die Lungenbläschen, die am Ende der kleinsten Verästelungen der sogenannten Bronchiolen millionenfach sitzen, sind von feinsten Blutgefäßen umhüllt.

Atmen wir ein, so wird die Atemluft über die Bronchien zu den Lungenbläschen
geführt. Der in der Atemluft vorhandene Sauerstoff tritt aufgrund eines Konzen-
trationsgefälles über eine feine Membran in den Lungenbläschen ins Blut über. Im
Blutkreislauf fließt das sauerstoffreiche Blut von den Lungenbläschen zur linken Herz-
kammer. Das Herz nun pumpt das sauerstoffreiche Blut in jede Zelle unseres Körpers

von der Fußsohle bis zum Scheitel, zu allen Organen, zur Haut und so weiter. Der Stoffwechsel in jeder Zelle des Körpers benötigt Sauerstoff für seinen Verbrennungsvorgang von Nährstoffen (Kohlenhydrate, Fette, Proteine) zur Energiegewinnung.

Bei diesem Prozess wird schließlich Kohlendioxid freigesetzt und wieder in die Blutbahn, in den venösen Kreislauf zurück zum Herz und von dort zu den Lungenbläschen geführt. Wir geben über die Ausatmung kohlendioxidreiche Luft ab.

● **Wo findet die Steuerung der Einatmung und der Ausatmung statt?**

Woher weiß unser Körper, wieviel Luft er gerade braucht? Wenn wir uns körperlich stark belasten, merken wir beispielsweise, dass wir schneller atmen. Wie wird dieser Prozess gesteuert? Wer gibt den Impuls zur Einatmung?

Das Atemzentrum im Gehirn

Unsere Atmung ist ein rhythmischer Prozess von Ein- und Ausatmung. Die Steuerung der Atmung geschieht durch das Atemzentrum im Gehirn. Das Atemzentrum ist ein Nervenzellverband des Zentralen Nervensystems und liegt überwiegend im Stammhirn, dem ältesten Teil der Gehirns, in dem verlängerten Mark, »Medulla oblongata« genannt. Dort befinden sich die lebenswichtigen Zentren für die Regulation der Atmung und des Herzschlags, des Blutkreislaufs und des Stoffwechsels. In diesem Teil des Stammhirns kreuzen sich die Nervenbahnen der beiden Körperhälften. Hier befinden sich zudem wichtige Reflexzentren, wie zum Beispiel Lidschluss, Schluck- und Hustenreflex.

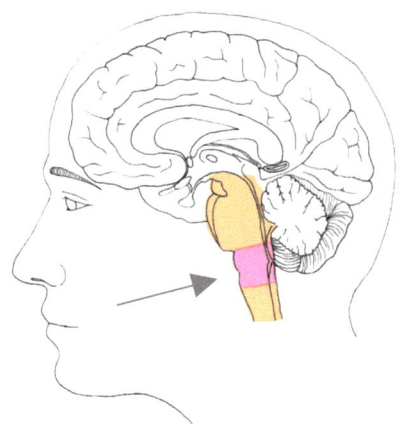

Das Atemzentrum im Gehirn
(Medulla oblongata)

Das Atemzentrum regelt, dass wir automatisch atmen. Es sorgt dafür, dass wir im ruhigen Zustand etwa 10 bis 15 Mal pro Minute ein- und wieder ausatmen. Bei intensiver sportlicher Verausgabung, körperlicher Arbeit oder Aufregung kann die Atemfrequenz entsprechend ansteigen. Bei zu großer Belastung erfahren wir eventuell Atemnot. Erfahren wir Atemnot, bedeutet das, dass unsere Atmung mit der Anforderung an die körperliche Belastung nicht zurecht kommt.

Doch woher weiß das Atemzentrum, wie es die Sauerstoffzufuhr regeln soll?

Dazu befinden sich an zahlreichen Stellen im Körper spezialisierte Zellen, die als Messfühler, sogenannte Chemorezeptoren, dienen. Sie messen die Konzentration von Sauerstoff und Kohlendioxid im Blut. Diese Informationen werden an das Atemzentrum übermittelt, das je nach Bedarf die Atmung beschleunigt oder verlangsamt. Es steuert den Wechsel von Ein- und Ausatmung und den Atemrhythmus entsprechend der jeweiligen Anforderungen des Organismus und der notwendigen Körperprozesse – sei es in Ruhephasen, beim Schlafen, Gehen, Laufen, bei Belastungen, bei Aufregungen, sozusagen in allen Lebenslagen.

Da unser Gehirn wie eine große Schaltzentrale arbeitet, sind auch unser Denken, Fühlen und Handeln in hoch komplexen neuronalen Verknüpfungen über das Zwischenhirn und das Großhirn mit dem Stammhirn vernetzt und geben zudem wichtige Informationen an das Atemzentrum.

Insbesondere psychische Faktoren beeinflussen unsere Atmung. Gefühlzustände wie zum Beispiel Angst, Wut, Freude oder Trauer werden über das limbische System im Zwischenhirn an das Atemzentrum geleitet und die Atmung reagiert darauf. Unsere Atmung ist also eng mit unseren Gefühlen verbunden. Wie schnell, wie ruhig oder wie tief wir atmen, ist auch ein Hinweis auf unsere Gefühlswelt. Entsprechend können wir bewusst in gestressten Situationen innehalten und die Umstände reflektieren. Wir können uns über eine ruhige Atmung wieder innerlich stabilisieren. Hierauf gehe ich in dem Kapitel »Atmung und Angst / Stress« noch näher ein.

Das Atemzentrum leitet nun über verschiedene Nervenstränge Impulse an die Atemmuskulatur weiter. Über den Nervus phrenicus beispielsweise gibt das Atemzentrum den Impuls an das Zwerchfell, dem Hauptmuskel zum Atmen.

Weitere Nervenimpulse sendet das Atemzentrum an die Zwischenrippenmuskeln im Brustkorb. Das Zwerchfell senkt sich ab und zusammen mit den Zwischenrippenmuskeln wird der Brustkorb geweitet. Die beiden Lungenflügel werden automatisch mitgezogen und geweitet. Dadurch entsteht in den Lungen ein Unterdruck und die Einatmung erfolgt.

Ich erkläre die Steuerung des Atemvorganges so ausführlich, damit deutlich wird: Grundsätzlich ist das Atmen ein vegetativ gesteuerter Vorgang. Die Einatmung geschieht dann, wenn das Atemzentrum aktiv den nervalen Impuls an die Atemmuskulatur, das heißt an das Zwerchfell und die Zwischenrippenmuskeln gibt, und die Luft eingesogen wird.

Gleichzeitig ist die Atmung auch bewusst zu beeinflussen. Die Ausatmung können wir willentlich steuern, indem wir sprechen und singen. Wir atmen aus. Doch die Einatmung sollten wir geschehen lassen.

Um ein Gefühl für die vegetative Steuerung der Atmung zu bekommen, schlage ich Ihnen ein kleines Experiment vor, bei dem Sie den Impuls zur Einatmung bewusst erspüren können.

Halten Sie für einen Moment jetzt beim Lesen inne. Atmen Sie sanft aus und warten Sie dann auf den Impuls zur Einatmung. Sie können sich auch leicht die Nase zuhalten.

Spüren Sie den Impuls zur Einatmung? Spüren Sie, wie tief die Einatmung ist? Verfolgen Sie für einige Atemzüge bewusst die Steuerung der Einatmung. Achten Sie dabei darauf, es geschehen zu lassen und nicht die Ausatmung willentlich zu verlängern. Lassen Sie nach der Ausatmung eine Ruhephase zu. So kann sich eine sanfte, tiefe und regelmäßige Atmung einstellen.

Doch was machen wir? Wir meinen oft, wir müssten erst einmal kräftig einatmen! Bei vielen Übungen beginnen wir oft gewohnheitsmäßig mit der bewussten Einatmung. Wir warten den Impuls zur Einatmung nicht ab.

Im Atemprozess können wir erfahren, vertrauensvoll die Atmung geschehen zu lassen. Wir können lernen, loszulassen. Der Impuls zur Einatmung kommt von alleine. Wir brauchen nur unserem sich selbst regulierendem Atemrhythmus zu folgen.

Sie haben bei dem kleinen Experiment erfahren, dass nach der Ausatmung eine kurze Ruhe einkehrt und dann der Impuls zur Einatmung von alleine kommt. Ich möchte Ihnen empfehlen, dass Sie, wann immer Sie Ihre Atmung bewusst wahrnehmen, mit der Ausatmung beginnen, die Ruhephase danach zulassen und den Einatmungsimpuls abwarten. Die Ausatmungsphase hat eine große Bedeutung für die körperliche und auch seelische Entspannung. Ich habe daher ein eigenes Kapitel über »Die Bedeutung der Ausatmung« geschrieben. Stellen wir fest, dass wir unregelmäßig oder zu schnell atmen, weil wir uns beispielsweise im Sport ausgepowert haben oder auch sehr aufgeregt waren, sollten wir zunächst das Augenmerk auf die Ausatmung lenken. Sie wird uns beruhigen und wir können wieder zu unserem natürlichen Atemrhythmus zurückzukehren. Der Körper regelt autonom die Atmung, die Atemfrequenz, die Atemtiefe und den Atemrhythmus. Der Atemvorgang und seine Steuerung sind zu komplex, als dass wir diese beeinflussen sollten.

Was wir beeinflussen können, ist, dass wir zunächst auf die Ausatmung achten, also entspannen. Wir können ebenfalls beeinflussen, unseren Körper fit zu halten, sodass die Körperwände trainiert werden und elastisch, weich und zugleich kräftig in der Atembewegung mitschwingen können. So können sich die beiden Lungenflügel, der Brustkorb und die umliegende Muskulatur geschmeidig bei jeder Einatembewegung ausdehnen und weiten und in der Ausatembewegung wieder zurückschwingen. Aktive Atem- und Dehnübungen sind daher sehr wirkungsvoll.

Wir können die Atmung willentlich steuern, doch letztlich möge uns das Wissen über das Wunderwerk der Atmung lehren, vertrauensvoll den Atemvorgang geschehen zu lassen. Alle Atemübungen und Hinweise sollten immer das Ziel der Selbstregulation haben.

Können wir zulassen, dass die Atmung von alleine geschieht?

Es ist oft leichter gesagt als getan. Es ist tatsächlich eine hohe Kunst, die Atmung nur zu beobachten und sie geschehen zu lassen. Allein das Wort »lassen« macht deutlich, dass wir es nicht »tun« können. Wir können es nur erfahren. Es geschieht. Wenn wir beispielsweise ein Baby beobachten, sind wir oft erstaunt über die langen ruhigen Atemzüge. Dieses kleine Wesen lässt sich Zeit und hat noch volles Vertrauen in seinen Atem, in das Leben und kann warten, bis der Einatemimpuls von alleine kommt. Auch wir Erwachsene können dieses Vertrauen in unseren Atemrhythmus immer wieder neu lernen und erfahren und genießen. Erfahren wir, dass sich ein natürlicher Atemreflex ausbreiten kann, dann erfahren wir einen sanften, ruhigen Atem, der uns Kraft und Lebensenergie, Mut und Vertrauen schenken kann. Horchen wir auf das ruhige und beständige, ja verlässliche Fließen des Ein- und Ausatmens, so finden wir Ruhe und Gelassenheit in unserem Körper. Unsere Gedanken und Gefühle können sich beruhigen. Wir schalten ab.

In dem Moment, in dem wir auf den Atem bewusst achten, wird er sich verändern. Meist vertieft er sich und wird langsamer, manchmal wird er lebendiger und schneller. Im Gleichmaß des Atemrhythmus können sich neue Ideen, Inspirationen entwickeln. Insgesamt kann sich ein harmonischer wohltuender Rhythmus im Leben einstellen.

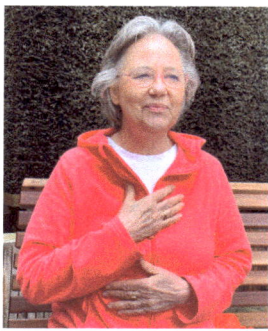

• Übung: Atembeobachtung zur Entspannung

Sie nehmen eine bequeme Sitzposition ein. Sie spüren beide Füße auf dem Boden. Die Wirbelsäule richtet sich sanft und entspannt auf. Das Brustbein ist aufgerichtet. Die Schultern sind eher nach hinten und unten fallen gelassen.

Legen Sie eine Hand auf den Brustkorb auf das Herz, die andere Hand auf den Bauch.

Beobachten Sie: Sie atmen sanft aus, so viel wie es angenehm ist und warten ab, bis der Einatemimpuls von alleine kommt.

Spüren Sie: Nach der Ausatmung und der Pause kommt der Impuls zur Einatmung von alleine.

Sie beobachten nur Ihren Atem ohne zu steuern, ohne zu bewerten.

Sie spüren nun, wie Ihre Ausatemluft wärmend an Ihren Nasenflügeln hinausströmt und die Einatemluft wieder sanft kühlend hineinströmt.

Stellen Sie sich vor, wie bei der Einatmung die Atemluft den Nasenrücken zur Nasenwurzel, den Nasenrachenraum entlang strömt. Sie verfolgen den Luftstrom in der Vorstellung weiter, wie er über den Kehlkopf durch die Luftröhre strömt und durch die Bronchien in den rechten und linken Lungenflügel bis in die vielen Lungenbläschen am Ende der Bronchien und Bronchiolen fließt.

Genießen Sie auf diese Weise mehrere Atemzüge. Sie nehmen nur wahr. Bleiben Sie achtsam und wach in der Atembeobachtung. Sie geschieht einfach und leicht. Sie haben nichts zu tun.

Spüren und genießen Sie die Atmung. Sie wird tief, ruhig und gleichmäßig und erfüllt und belebt jede Zelle des Körpers mit Energie.

Ruhe und Frieden können einkehren!

3

Das Zwerchfell – der Hauptatemmuskel

»Ich bin zum Zwerchfellfan geworden«,
erklärte begeistert eine Kursteilnehmerin.

Wie atmen wir richtig?

Wo liegt das Zwerchfell?

Wie bewegt sich das Zwerchfell in der Ein- und Ausatmung?

Tiefe Atmung mit starker Beteiligung des Zwerchfells
stärkt alle Organe.

Wie erreichen wir eine tiefe gesunde Atmung?

Wie können wir die Atemmuskulatur trainieren?

»Ich bin zum Zwerchfellfan geworden«, erklärte begeistert eine Teilnehmerin während einer Fachfortbildung »Atemtherapie«.

Was ist daran so faszinierend? Was wissen Sie vom Zwerchfell? Wo liegt es genau? Es ist ein Muskel – wo ist er befestigt? Wie groß mag er sein? Das Zwerchfell ist der Hauptmuskel zum Atmen – wie bewegt er sich?

Diese Fragen stelle ich jedem Menschen, der zu mir in die Atemtherapie kommt, ob jung oder alt, medizinisch gebildet oder nicht. Welche Vorstellung haben Sie vom Zwerchfell? Viele Menschen haben die vage Vorstellung, dass es irgendwo oberhalb der Magengegend im Brustkorb liegt.

Ich möchte Sie bitten, für einen Moment das Buch beiseite zu legen und sich Ihre eigenen Vorstellungen vom Zwerchfell deutlich zu machen. Wie stellen Sie es sich vor? Wo genau liegt es? Wie groß mag der Muskel sein? Wie bewegt er sich mit jedem Atemzug? Nehmen Sie sich Zeit!

Machen Sie nun eine kleine Erkundungsreise!

● Übung: Erkundung des Zwerchfellmuskels

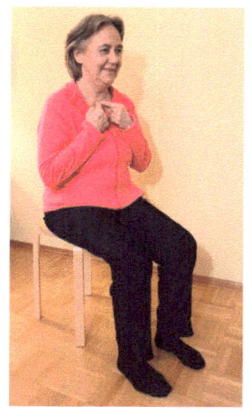 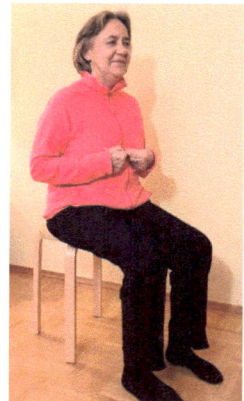 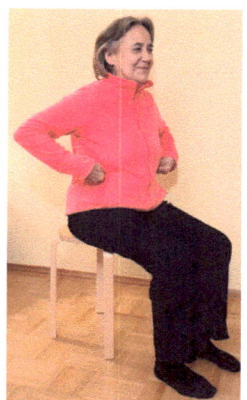 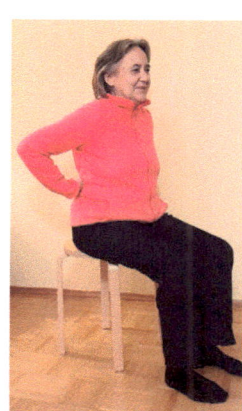

Abtasten des Brustkorbs

Ich möchte Sie bitten, den Umfang Ihres Brustkorbs abzutasten.

Beginnen Sie oben am Brustbein in der Kuhle am Hals und wandern das Brustbein hinunter bis zum Ende. Der unterste Teil des Brustbeins wird »Schwertfortsatz« genannt. Wenn wir dort hineindrücken, ist dieser Punkt oft ein wenig schmerzhaft. Das hat etwas mit dem Zwerchfell zu tun, worauf ich später noch eingehen werde.

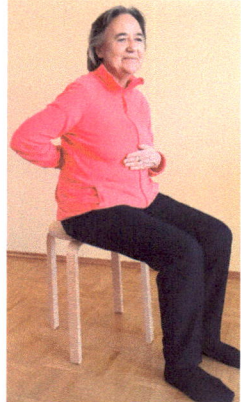

Sie wandern nun weiter und tasten mit beiden Händen den Rippenbogen rechts und links ab, tasten die Seiten entlang, bis Sie hinten an die Wirbelsäule kommen. Können Sie sich den Umfang des Brustkorbs vorstellen? In der Taille reichen die untersten Rippen fast bis zum Beckenknochen.

Legen Sie nun eine Hand vorne auf den Magen unterhalb des Brustbeins und die andere Hand auf den Rücken unterhalb der letzten Rippen.

Stellen Sie sich vor, dass am unteren Rand des Brustkorbs, den Sie gerade von vorn bis hinten zum Rücken abgetastet haben, das Zwerchfell als ein großer Quermuskel angewachsen ist. Sie können die beiden Hände einmal sanft zueinander drücken, um sich so das räumliche Ausmaß des Zwerchfells bewusst zu machen.

Hände vorne und hinten auf den Brustkorb legen

Nehmen Sie die Hände wieder weg und spüren die Weite des Brustkorbs. Hier im Brustkorb mit seinen Rippen liegen oberhalb des Zwerchfells geschützt die zwei wichtigen Organe, die beiden Lungenflügel und das Herz. Unterhalb des Zwerchfells liegen die Bauchorgane.

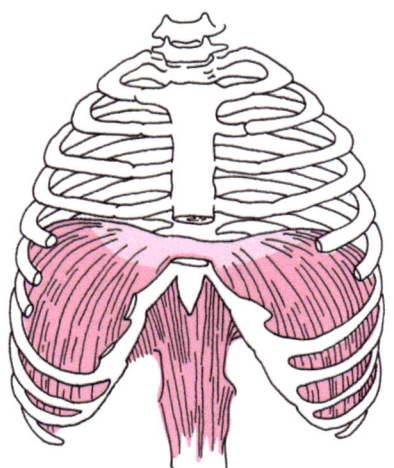

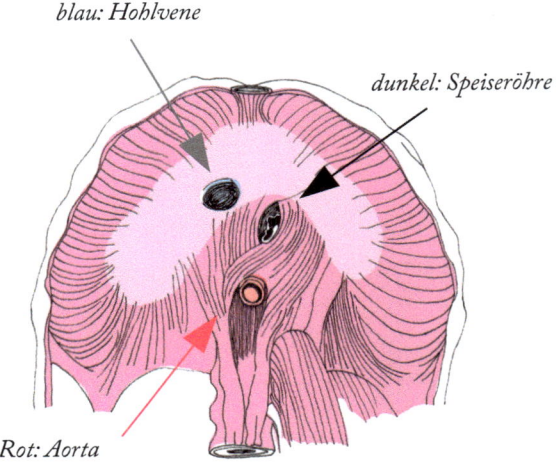

blau: Hohlvene

dunkel: Speiseröhre

Rot: Aorta

*Der Zwerchfellmuskel,
rot schraffiert*

*Das Zwerchfell als Quermuskel mit
den drei Durchtrittsöffnungen*

● Der Zwerchfellmuskel

Der Zwerchfellmuskel spannt sich wie eine Kuppel quer durch den Körper und trennt den Brustraum vollständig vom Bauchraum. Im Rücken ziehen seine Muskelstränge bis zum 2./3. Lendenwirbel.

»Zwerch« heißt »quer«. Das Zwerchfell ist eine Muskel-Sehnen-Platte. Es ist kein dünnes Fell. Es kann bei Erwachsenen bis zu 5 mm dick sein.

Mit dem Herzen, dem Lidschlag und dem Darm zählt das Zwerchfell mit zu den aktiven Muskeln des Körpers. Ständig arbeitet und bewegt es sich und ruht nur zwischen den Atemzügen.

In dem Schaubild oben rechts ist das Zwerchfell als Muskel- und Sehnenplatte von oben mit drei Durchtrittsöffnungen zu sehen: ein Durchgang für die Speiseröhre (dunkel), damit die Nahrung in den Magen gelangen kann und zwei Öffnungen für die beiden großen Blutgefäße, die Aorta (rot) und die Hohlvene (blau). Die Aorta, die vom Herzen kommt, versorgt den Körper mit sauerstoffreichem Blut. Die Hohlvene führt das kohlendioxidreiche Blut wieder zurück zum Herzen.

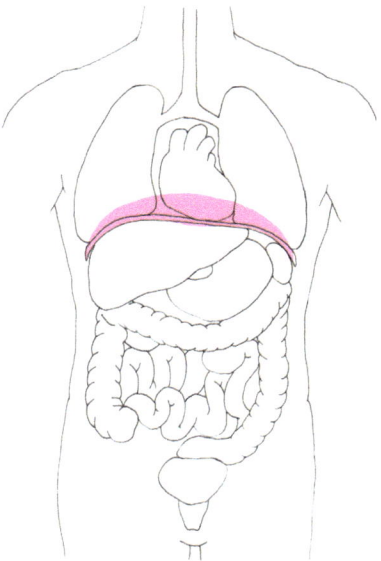

Die Organe ober- und unterhalb des Zwerchfells

Auf diesem Schaubild sehen Sie in der Mitte das Zwerchfell in der kuppelförmigen Lage. Oberhalb des Zwerchfells im Brustkorb liegen die Lunge mit den beiden Lungenflügeln und das Herz. Unterhalb des Zwerchfells befinden sich die Bauchorgane, hier eingezeichnet der Magen, die Leber, der Dickdarm, der Dünndarm und die Blase.

• Wodurch wird das Zwerchfell bewegt?

Die Atemmuskeln, das heißt das Zwerchfell und die Zwischenrippenmuskeln werden vegetativ vom sogenannten »Atemzentrum« des Zentralen Nervensystems im Gehirn gesteuert. In dem Kapitel über »die Lunge, unser Atmungsorgan« habe ich das Atemzentrum und deren Bedeutung für die Steuerung unserer Atmung beschrieben.

Dieses Nervengeflecht im Gehirn misst den Sauerstoff- und Kohlendioxidgehalt im Blut und gibt über bestimmte Nervenstränge den Impuls an die Atemmuskulatur, damit der Brustkorb und die Lungen in der Atmung geweitet und wieder verengt werden. Dabei hat das Zwerchfell als größter Atemmuskel den entscheidenden Einfluss.

- **Wie bewegt sich das Zwerchfell in der Einatmung und in der Ausatmung?**

Einatmung

Bei der Einatmung wird ein Nervenimpuls über den »Nervus phrenicus« an das Zwerchfell gegeben und der Zwerchfellmuskel senkt sich nach unten ab und wird flacher. Gleichzeitig erhalten die Zwischenrippenmuskeln einen nervalen Impuls und der Brustkorb dehnt sich aus und wird weit. Die beiden Lungenflügel im Brustraum müssen der Bewegung des Brustkorbs und des Zwerchfells folgen und werden automatisch weit auseinander gezogen. Dadurch entsteht in der Lunge ein Unterdruck und die Luft wird eingesogen. Die Einatmung erfolgt.

Für die Atembewegung bedeutet das, dass der Brustraum in der Einatmung durch die Absenkung des Zwerchfells geweitet wird. Auch der Bauchraum wird weit, da die Bauchorgane nach unten in Richtung Beckenboden gedrückt werden.

Ausatmung

Bei der Ausatmung hebt sich das Zwerchfell wieder in die Kuppelform, in die Ausgangsposition. Durch die Hebung des Zwerchfells und die Verengung des Brustraums werden die beiden Lungenflügel zusammen gezogen und die Luft strömt über die Atemwege aus. Wir atmen aus.

Für die Atembewegung im Brustraum bedeutet das, dass der Brustraum schmal wird. Gleichzeitig flacht sich in der Ausatmung die Bauchdecke ab und entspannt sich. Die Bauchorgane werden wieder in ihre Ausgangslage bewegt.

Bei einer tiefen Atmung spüren wir die größte Atembewegung in unserer Körpermitte, im unteren Brustraum und im Bauchraum. Daher wird auch oft die Bezeichnung »Bauchatmung« verwendet.

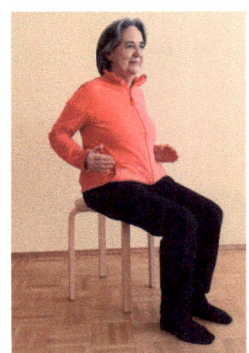 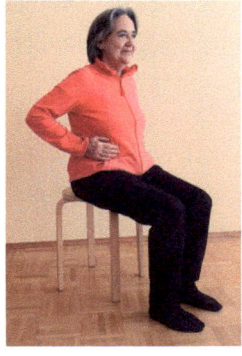

Einatmung (links): Brustraum und Bauchraum weit

Ausatmung (rechts): Brustraum und Bauchraum eng

● Übung: Wahrnehmung der Atembewegung

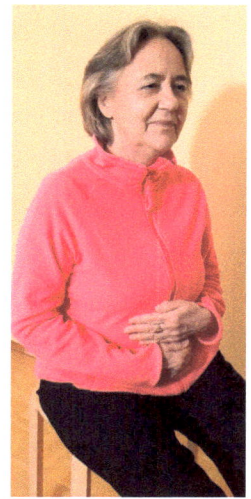 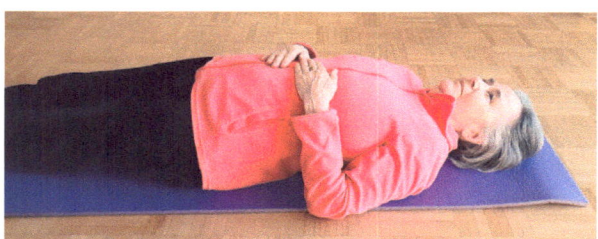

Hände auf den Bauch legen

Setzen Sie sich oder legen Sie sich bequem hin und legen beide Hände auf den Bauch, eine Hand unterhalb des Nabels und die andere Hand oberhalb des Nabels.

Sie atmen sanft aus, lassen eine Ruhephase zu und nehmen den Impuls zur Einatmung wahr. Spüren Sie eine kleine Atembewegung unter Ihren Händen? Nehmen Sie nur die Bewegung wahr. Auch wenn es nur eine kleine Bewegung ist. Sie müssen nichts aktiv tun.

Spüren Sie:

In der Einatmung weitet sich der Brust- und Bauchraum und in der Ausatmung flacht die Bauchdecke ab.

Können Sie sich die Bewegung des Zwerchfells in Ihrem Körper vorstellen? Bei der Einatmung erhält der Zwerchfellmuskel den Impuls, sich abzusenken. Der Brustkorb, die Lunge und der Bauchraum weiten sich. In der Ausatmung hebt sich das Zwerchfell wieder in die gewölbte Ausgangslage. Der Brustkorb, die Lunge und der Bauchraum werden schmaler. Wir atmen aus.

Bleiben Sie bewusst in der Wahrnehmung der Atembewegung im Brust- und Bauchraum. Merken Sie, wie Ihre Atemzüge ruhiger und gleichmäßiger werden?

Eine tiefe Atmung lässt uns auch innerlich ruhig und ausgeglichen werden.

- **Eine tiefe Atmung mit starker Beteiligung des Zwerchfells stärkt alle Organe.**

Das Zwerchfell in der Mitte unseres Körpers ist wie eine Druck- und Saugpumpe. Es hat mit seiner rhythmischen Bewegung in der Ein- und Ausatmung einen großen Einfluss auf alle Organe im Brust- und Bauchbereich. Dies möchte ich im einzelnen näher beschreiben.

Die Lunge

Eine tiefe Atmung belüftet die beiden Lungenflügel vollständig.
Wenn sich das Zwerchfell absenkt, wird der Brustraum weit und die sauerstoffreiche Luft strömt in der Einatmung durch die Atemwege, die Bronchien in die Lungenbläschen, die den Übertritt des Sauerstoffs in den Blutkreislauf ermöglichen. Jede Zelle im Körper wird mit Sauerstoff versorgt. Der Stoffwechsel wird angeregt und wir bekommen Energie. In der Ausatmung geben wir kohlendioxidreiche Luft wieder ab.

Das Herz

Eine tiefe Atmung stärkt unser Herz.
Durch die Senkung und Hebung des Zwerchfells wird unser Herzmuskel unterstützt. Das Herz liegt direkt auf dem Zwerchfellmuskel auf und ist mit ihm verwachsen. Bei jedem Atemzug, bei jeder Zwerchfellbewegung wird der Herzmuskel lang gezogen – und wieder entspannt. Durch eine tiefe und regelmäßige Atembewegung wird unser Herzmuskel mit jedem Atemzug gestärkt. Eine regelmäßige rhythmische Bewegung des Zwerchfells kann zugleich zur Erhaltung der Elastizität der Herzkranzgefäße beitragen.

Die Bauchorgane

Eine tiefe Atmung unterstützt alle Organe im Bauchraum.
So wird der Magen mit jedem Atemzug in seiner Arbeit unterstützt. Der Magen liegt direkt unterhalb des Zwerchfells. Bei einer tiefen und ruhigen Atembewegung wird die Peristaltik des Magens, die Verarbeitung der Speisen stark gefördert. Die Stelle, an der der Magen unterhalb des Zwerchfells liegt, wird »epigastrisches Dreieck« genannt. Dieses Dreieck befindet sich am unteren Ende des Brustbeins, dem »Schwertfortsatz« zwischen dem rechten und linken Rippenbogen. Beim Abtasten des Brustkorbs in der Übung zu Beginn des Kapitels haben Sie vielleicht diese Stelle ein wenig schmerzhaft empfunden. Hier ist das Zwerchfell am stärksten aufgespannt

und auch oft angespannt. Ein angespannter Zwerchfellmuskel wirkt sich direkt auf den Magen aus. Auf der anderen Seite wirken sich Schmerzen oder Krämpfe im Magen auch auf die Atmung aus. So können sich beide Bereiche wechselseitig beeinflussen. Lernen wir, den Zwerchfellbereich zu entspannen, so kann sich auch der Magen entspannen. Legen wir die Hände auf diesen sensiblen Bereich, kann sich das Zwerchfell entspannt heben und senken und die Atmung wird ruhiger. So kann auch der Magen zur Ruhe kommen und in Ruhe arbeiten.

Die Arbeit der Leber wird mit jedem Atemzug unterstützt. Die Leber liegt auf der rechten Seite im Bauchraum neben dem Magen direkt unterhalb des Zwerchfells. Die Leber ist wie das Herz mit dem Zwerchfell verwachsen. Sie ist ein zentrales Organ für unseren Stoffwechsel, um die Nahrungsbestandteile zu verarbeiten und zu speichern. Sie ist ein wichtiges Entgiftungsorgan zum Abbau und zur Ausscheidung von Stoffen.

Die Arbeit des Darms wird durch eine tiefe Atmung unterstützt. Der Dickdarm und der Dünndarm werden bei jeder Atembewegung durch das regelmäßige Komprimieren kräftig angeregt. Es gibt viele Studien, die belegen, dass wir mit einer tiefen sanften Atmung unsere Verdauung verbessern können.

Die Arbeit der Milz als Organ der Blutbildung und Abwehr von Krankheitserregern im Bauchraum und die Arbeit der Bauchspeicheldrüse, wichtig für die Produktion von Verdauungsenzymen und Hormonen, werden durch eine tiefe Atmung unterstützt. Ebenfalls die Arbeit der Nieren, der Blase und der Unterleibsorgane wird durch eine tiefe Atmung unterstützt.

Das Nervengeflecht, das Sonnengeflecht

Tief im Inneren des Bauchraums direkt unterhalb des Zwerchfells vor der Wirbelsäule liegt das Sonnengeflecht, der sogenannte Solarplexus. Es ist ein Nervengeflecht und Teil des vegetativen Nervensystems. Der Solarplexus ist für die Regulation und Steuerung der wichtigen Bauchorgane zuständig. Es besteht aus einem Netz von sympathischen Nervenfasern (Sympathikus) und parasympathischen Nervenfasern (Parasympathikus) und hat zugleich die Funktion, eine gesunde Balance zwischen Aktivität und Ruhe im Körper und somit in unserem gesamten Wohlbefinden zu fördern.

Legen Sie die Hände auf den Bauch und atmen Sie sanft aus und lassen die Einatmung kommen. Eine tiefe regelmäßige Atmung kann sich ausbreiten. So wird sich auch unser Nervensystem beruhigen. Die bedeutsame wechselseitige Beeinflussung der Atmung und des Nervensystems beschreibe ich näher in einem eigenen Kapitel »Atmung und Sonnengeflecht (Solarplexus)«.

● Das Zwerchfell – falsche und richtige Atembewegung

Häufig wird mir die Frage gestellt, »Atme ich eigentlich richtig.« Meist bezieht sich diese Frage auf die Atembewegung.

Ich möchte Sie nun bitten, einmal kräftig einzuatmen und anschließend wieder auszuatmen. Achten Sie dabei auf Ihre Bauchdecke. Wurde der Bauchraum bei der Einatmung weit oder schmal? Haben Sie in der Einatmung Ihre Schultern mit hochgezogen? Wie war die Bewegung im Brust- und Bauchraum in der Ausatmung? Ist der Brustkorb in der Ausatmung nach vorne eingefallen?

Falsche Einatembewegung: Wenn wir mit einer kräftigen, willentlich gesteuerten Einatmung beginnen, können wir häufiger beobachten, dass der Bauch einzogen wird. Gleichzeitig werden die Schultern mit hochgehoben. Das Zwerchfell wird somit nach oben gezogen, obwohl es sich eigentlich absenken will.

Falsche Ausatembewegung: Bei der anschließenden Ausatmung wird häufig der Oberkörper nach vorne fallen gelassen und der Brustkorb sinkt ein. Das Zwerchfell wird in diesem Fall eher nach unten gedrückt, obwohl es eigentlich nach oben steigen will.

Wenn in der Einatmung der Bauch eingezogen wird und sich der obere Brustkorb stark hebt und wenn in der Ausatmung der Brustkorb nach vorne zusammensinkt, ist dies eine falsche Atembewegung. In diesem Fall ist die Bewegung des Zwerchfells im unteren Brustkorb stark eingeschränkt. Stellen wir fest, dass sich die Schultern in der Atmung merklich mitbewegen, machen wir auch etwas falsch. Es bedeutet, dass in der Einatmungsphase der Bauch meist eingezogen wird.

Eine falsche Atembewegung ist häufig bei gymnastischen Übungen zu finden, in denen mit der Einatmung begonnen wird.

Ich hatte Sie aufgefordert, mit einer kräftigen Einatmung zu beginnen. Nun möchte ich Sie bitten, mit der Ausatmung zu beginnen und die Einatmung kommen zu lassen. Achten Sie dabei vor allem auf die Bewegung in Ihrem Bauchraum.

Merken Sie: Es stellt sich automatisch eine richtige Atembewegung ein.

Richtige Ausatembewegung: In der Ausatmung flacht die Bauchdecke ab. Dabei sollte beachtet werden, dass der Brustkorb in der Ausatmung nicht einfallen sollte, sondern aufgerichtet bleibt. So kann sich die volle Spannkraft des Zwerchfells entfalten.

Richtige Einatembewegung: Sie merken, dass nach der Ausatmung die Einatmung automatisch erfolgt. Das Zwerchfell kann sich absenken und der Brustraum und der Bauchraum werden weit.

Ich möchte Ihnen eine Frage stellen. Wer gibt den Impuls zur Ein- und Ausatmung? Ist es ein willentlicher Akt, einzuatmen? Wir atmen doch automatisch ohne unser willentliches Zutun in Ruhe, wie zum Beispiel im Schlaf. In dem Kapitel »die Lunge – unser Atmungsorgan« habe ich beschrieben, dass ein Nervengeflecht im Gehirn, das sogenannte Atemzentrum, den rhythmischen Wechsel von Einatmung und Ausatmung regelt.

Wenn wir mit der Ausatmung beginnen, kann der Einatemimpuls von alleine kommen und es wird sich zugleich automatisch die richtige Atembewegung einstellen.

● Wahrnehmungsübung: Die richtige Atembewegung

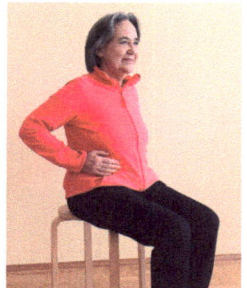 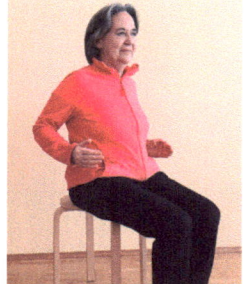 

links:
Ausatmung: schmal

rechts:
Einatmung: weit

Sie sitzen bequem und aufrecht und haben die Füße auf dem Boden.

Legen Sie Ihre Hände seitlich auf den unteren Brustkorb. Die Schultern bleiben dabei ganz entspannt.

Sie atmen aus, lassen eine kleine Ruhephase zu und genießen die tiefe Einatmung. Nehmen Sie bewusst die Atembewegung unter Ihren Händen wahr. Wenn die Hände seitlich am Brustkorb liegen, können wir meist intensiver die Atembewegung spüren. Sie spüren, dass sich Ihr Brustkorb in der Ausatmung verengt. Das bedeutet, dass die beiden Lungenflügel schmaler werden und die Luft ausströmen kann. In der Einatmung weitet sich der Brustraum. Das bedeutet, dass die Lunge sich weitet und viel Luft einströmen kann.

Legen Sie so oft wie möglich Ihre Hände auf die Seiten des Brustkorbs, atmen aus und lassen Sie danach die Atemluft einströmen.

Atmen Sie in dieser Weise, entsteht automatisch eine tiefe, ruhige und richtige Atembewegung.

● Zwerchfellbewegung und Körperhaltung

Ich möchte auf einen weiteren wichtigen Aspekt hinweisen. Die Lage des Zwerchfells und dessen Ausdehnungsfähigkeit steht in engem Zusammenhang mit der Körperhaltung. Bei dem unten angezeigten Schaubild sehen Sie, dass sich der Zwerchfellmuskel im Rücken mit Muskelsträngen bis zum 2./3. Lendenwirbel hinunterzieht.

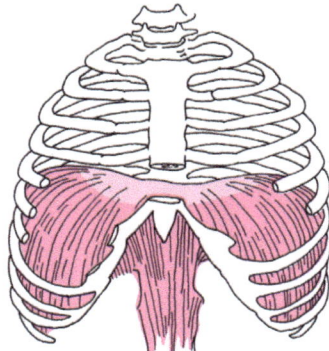

Die Zwerchfellmuskelstränge im Rücken

Damit sich der Zwerchfellmuskel frei beweglich absenken und die Lunge sich optimal entfalten kann, sollte der Rücken, so weit es möglich ist, eine aufrechte und entspannte Position einnehmen. Auf diesen Zusammenhang werde ich in einem eigenen Kapitel »Atmung und Haltung« ausführlicher eingehen.

Für eine gute und tiefe Atembewegung spielt auch der Beckenboden eine wichtige Rolle. Der Beckenboden wird auch »Beckenzwerchfell« genannt. In einem weiteren Kapitel »Atmung und Beckenboden« gehe ich auch hierauf intensiver ein.

● Das Zwerchfell, ein »Seelenmuskel«

In früheren Zeiten sahen die Menschen im Zwerchfell den Sitz der Seele. Auch heute wird das Zwerchfell gelegentlich »Seelenmuskel« genannt. Seine Lage in der Körpermitte, verbunden mit dem Herzen, dem Magen und der Leber gab diesem Muskel die besondere Bedeutung. Das Wissen über die Bewegung des Zwerchfells, das aktive Zusammenziehen und Absenken und wieder Entspannen mit jedem Atemzug und dessen Bedeutung für jedes Körperorgan und für jede Zelle wurde hoch gehalten.

Das Herz oberhalb und der Magen und die Leber unterhalb des Zwerchfells verbinden wir auch häufig mit Gefühlszuständen. Wir kennen entsprechende Ausdrücke für das Herz »Mir geht etwas ans Herz« »herzensgut« »Herzschmerz«. Das Herz ist mit dem Gefühl der Liebe, der Zuneigung und des Mitgefühls assoziiert. Für den Magen kennen wir den Ausdruck »Mir schlägt etwas auf den Magen«, wenn wir Ärger, Angst oder Sorgen haben. Der Ausspruch »Mir ist eine Laus über die Leber gelaufen« zeigt an, dass starke Gefühle des Ärgers in uns sind. Sie werden der Leber zugeordnet.

Lernen wir, uns in unserer Körpermitte durch eine tiefe und sanfte Atmung zu entspannen, so können auch intensive Gefühlszustände wieder ins Gleichgewicht gebracht werden. In dem Kapitel »Atmung und Angst« gehe ich näher auf diesen Zusammenhang ein.

● Übung: Entspannung des Zwerchfellmuskels

Das Zwerchfell selber kann als Muskel verspannt sein. Das merken Sie beispielsweise, wenn Sie Seitenstechen haben. Oder Sie haben Schmerzen an den Rippenbögen vorne seitlich rechts oder links.

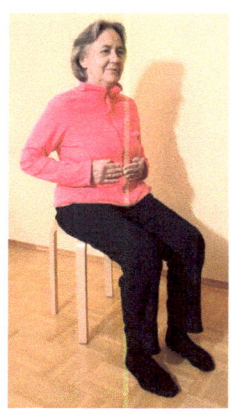

Hände auf den Oberbauch legen

Setzen Sie sich bequem hin und legen Sie Ihre Hände vorne auf den unteren Rand des Brustkorbs, oberhalb des Magens. Hier ist der Zwerchfellmuskel besonders stark aufgespannt und daher auch oft angespannt.

Dort, wo die Hände liegen, nehmen Sie die Atembewegung im Brust- und Bauchraum wahr. Sie spüren Ihre wärmenden oder kühlenden Hände auf dem Bauch. So können sich Verspannungen lösen. Die Muskelansätze des Zwerchfells, die an den Rippenbögen ansetzen, können sich nun entspannen. Bleiben Sie für einige Zeit in der Wahrnehmung der Atembewegung und stellen Sie sich auch vor, dass sich die gesamte Muskulatur in der Körpermitte entspannt. Es kann sich eine wohltuende Wärme, eine innere Ruhe und Ausgeglichenheit einstellen. So können sich Verspannungen im gesamten Brust- und Bauchraum lösen. Alle wichtigen Organe erfahren zugleich eine Unterstützung in ihrer Arbeit.

Im Übungsteil meines Buches beschreibe ich eine weitere Atementspannungsübung »Hände auflegen entlang des Zwerchfellmuskels«. Hierbei werden wir uns der besonderen positiven gesundheitlichen Wirkung der Atmung durch die aktive Zwerchfellbewegung auf alle Organe in unserem Brustraum und Bauchraum bewusst.

Weiterhin möchte ich auf die zahlreichen Übungen am Ende des Buches zur Kräftigung des Zwerchfells hinweisen. Den Zwerchfellmuskel selber können wir nicht direkt trainieren. Um das Zwerchfell geschmeidig und kräftig zu erhalten, können wir jedoch die Muskeln um das Zwerchfell herum stärken und dehnfähig halten. Das betrifft vor allem die Muskulatur im Brust- und Bauchraum und im Rücken. Alle Atem- und Dehnübungen, die ich im Übungsteil des Buches vorstelle, haben das Ziel, die Atemmuskulatur, das bedeutet das Zwerchfell und die Zwischenrippenmuskeln und alle umliegenden Muskeln zu kräftigen. Bei einem regelmäßigen Trainingsprogramm kann sich bei jeder Einatembewegung der Brustkorb, die Lunge und die umliegende Muskulatur ausdehnen und weiten und in der Ausatembewegung wieder zurückschwingen. Eine tiefe gesunde Atmung kann sich entfalten.

Zusammenfassend möchte ich einige wichtige Hinweise geben, wie wir eine tiefe Atmung mit aktiver Zwerchfellbewegung fördern können.

1. Beginnen Sie mit der Ausatmung. Ausatmung ist Entspannung und baut Stress und Druck ab. Es stellt sich eine richtige Atembewegung ein.
2. Achten Sie darauf, dass Ihre Bauchmuskeln sich entspannen können.
3. Achten Sie darauf, dass Ihr Rücken aufrecht und zugleich entspannt bleibt.
4. Wann immer Sie eine Ruhepause finden, im Sitzen oder im Liegen: Legen Sie die Hände sanft auf den Bauch. Eine tiefe Atembewegung wird sich im Körper ausbreiten. Sie fördert zugleich eine innere Ausgeglichenheit.

»Der Atem – Eine Reise in unser Inneres« lautet der Titel meines Buches. Allein anhand der Funktion und der Lage des Zwerchfells in der Körpermitte können wir ermessen, wie umfassend und lebenswichtig eine gute, tiefe und sanfte Atmung und Atembewegung für Körper, Geist und Seele sind.

Die Beweglichkeit des Zwerchfells bewegt uns. Es bewegt unsere Körpermitte und lässt unsere Körperwände mit jedem Atemzug mitschwingen. Lernen wir, weich und geschmeidig in unserer Körpermitte zu sein und lernen wir, diesen Bereich zu entspannen!

Wir erfahren auf eine sanfte und leichte Art eine innere Zufriedenheit, die uns insgesamt entspannt, unsere Gefühle beruhigt und auch unseren Geist zur Ruhe kommen lässt. Geistige Frische und körperliche Vitalität können sich in uns ausbreiten.

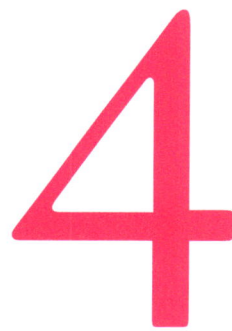

Die Bedeutung
der Ausatmung

Beginnen wir mit der Ausatmung
und lassen die Einatmung kommen.

Ausatmung ist Entspannung.

Die drei Phasen im Atmungsvorgang:
Ausatmung, Ruhephase, Einatmung

Bei einem gezielten Krafteinsatz hilft uns die Ausatmung.

Ich möchte Sie zu Beginn dieses Kapitels bitten, beim Lesen dieser Zeilen einen Moment innezuhalten und Ihre Atmung wahrzunehmen.

Sie sitzen bequem und beobachten für einen Moment Ihre Atemzüge. Sie atmen sanft aus, nur so viel wie es angenehm ist und lassen die Einatmung kommen. Sie nehmen Ihre Atemzüge bewusst wahr und beobachten nur. Sie nehmen nacheinander die Ausatmung, die kleine Ruhepause und die Einatmung wahr. Spüren Sie, wie nach der Ausatmung der Impuls zur Einatmung von alleine kommt und die Luft leicht einströmt und den Körper erfüllt und belebt?

● **Ausatmung ist Entspannung – »Beginnen wir mit der Ausatmung!«**

In unserer westlichen Zivilisation legen wir großen Wert auf die Einatmung. Viele Atemübungen oder Hinweise auf die Atmung beginnen in der Einatmung.

Physiologisch gesehen ist die Einatmungsphase die aktive Phase. Sie wird von dem Atemzentrum, einem Nervenzentrum im Gehirn gesteuert. Für den Einatmungsvorgang erhalten die Atemmuskeln, das heißt der Zwerchfellmuskel und die Zwischenrippenmuskeln über das Atemzentrum aktiv einen Nervenimpuls. Das Zwerchfell senkt sich ab und zusammen mit den Zwischenrippenmuskeln wird der Brustkorb geweitet. Dies bewirkt, dass die Lungenflügel sich mit ausdehnen müssen und viel Luft nun in die Lungen eingesogen wird. Es ist die aktive Phase, die von unserem Atemzentrum im Gehirn gesteuert wird, nicht von unserem Willen.

In der Ausatmung entspannt sich das Zwerchfell wieder und wölbt sich nach oben in die Ausgangsposition. Der Brustkorb verengt sich. Die Luft strömt aus den Lungen aus. Es findet keine aktive Muskelanspannung statt. Die Ausatmungsphase ist physiologisch die Entspannungsphase. Im Kapitel »das Zwerchfell – der Hauptatemmuskel« beschreibe ich den Atemvorgang und die Atembewegung detailliert.

In der Ausatmungsphase entspannt sich nicht nur der Zwerchfellmuskel. Es stellt sich auch insgesamt eine körperliche Entspannung und innerliche Beruhigung ein.

Legen wir unsere Wahrnehmung vermehrt auf die Ausatmung, sollten wir darauf achten, nicht zu lange auszuatmen, um nicht in eine Pressatmung zu kommen. Es ist eine falsche Annahme, dass, wenn wir viel ausatmen, wir auch mehr Sauerstoff in der Einatmungsphase aufnehmen können. Grundsätzlich wird Kohlendioxid mit der Ausatmung abgegeben. Es entsteht als Endprodukt im Stoffwechselprozess der Zelle. In der Einatmung nehmen wir Sauerstoff auf für den Verbrennungsvorgang in jeder Zelle. Beide, Sauerstoff und Kohlendioxid, müssen jedoch in einem richtigen Verhältnis zueinander sein. Bei zu geringem Kohlendioxidgehalt des Blutes kann Sauerstoff nicht effektiv in den Zellen gebunden werden. Bei der Ausatmung wird nur ein Teil des Kohlendioxids, das ausgeatmet werden könnte, aus der Lunge abgegeben. Es verbleibt bei tiefer Ausatmung immer noch eine Restluft in der Lunge.

Nehmen Sie hier beim Lesen Ihren ruhigen sanften Atemrhythmus wahr. Nach der Ausatmung breitet sich eine kleine Ruhepause aus, aus der heraus der nächste Einatemimpuls ganz natürlich und von selbst entsteht. Sie können bei jedem Atemzug den von selbst entstehenden Atemreflex erleben. Aber lassen Sie es leicht geschehen, ohne Anstrengung. Sie nehmen nur neugierig, ja spielerisch wahr, wie die Atemluft ausströmt und wieder einströmt.

● Die Ausatmung, die Ruhephase, die Einatmung.

Sie konnten wahrnehmen, dass der Atmungsvorgang aus drei Phasen besteht. Nach der Ausatmung erfahren Sie eine entspannte Ruhe, eine natürliche Stille, ein Innehalten. Sie können abwarten, bis der Impuls zu nächsten Einatmung kommt. Die Ruhepause nach der Ausatmung können wir besonders bei Kleinkindern beobachten. Sie lassen sich Zeit, bis die Atemluft wieder einströmt voller Vertrauen in den Atem und letztlich in das Leben. So können auch wir als Erwachsene dieses Vertrauen in unseren Atemrhythmus immer wieder neu lernen und erfahren und genießen. Es kann sich ein ruhiger Atemrhythmus einstellen, in dem wir atmen und kaum noch merken, dass wir atmen. Die Atmung geschieht von alleine.

Doch können wir wirklich in unserer »schnelllebigen« Zeit, in der wir tagein und tagaus viele Dinge zu erledigen haben, uns Ruhephasen nehmen und unsere Atmung geschehen lassen?

Mit der bewussten sanften Ausatmung ist dies möglich. Hierdurch können wir rasch eine Entspannung herstellen. Wenn wir etwas durchgestanden haben, entfährt uns manchmal ein Seufzer »Puhhh, das ist geschafft!« – wir atmen aus, wir lassen los. Die bewusste Ausatmung können wir nutzen, um immer wieder ein inneres Gleichgewicht herzustellen. Nehmen wir uns in einer Situation, die uns aufregt, die hektisch und sehr turbulent ist, einen Moment Zeit und atmen aus. Wir halten einen Moment inne, atmen aus und lassen los. Die Einatemluft kann nun leicht von alleine in die Lungen einströmen. Neuer Wind, innere Ruhe, Klarheit und Gelassenheit können sich in den Gedanken und Gefühlen ausbreiten.

Wir kennen den Ausspruch: »Erstmal tief durchatmen« Das heißt »Ausatmen, Ruhepause und Einatmen« . Wir wissen automatisch, dass ein ruhiger Atem zugleich Körper und Geist beruhigt.

Die Menschen in den unterschiedlichsten Kulturen nutzen dieses Wissen schon lange. Sie beginnen mit der Ausatmung im Sprechen und Singen: Im rhythmischen Gebet des Rosenkranzes, bei der Wiederholung eines Mantras im Hinduismus, beim Singen eines Wiegenliedes. Es ist vor allem die Ausatmung, die uns beruhigt.

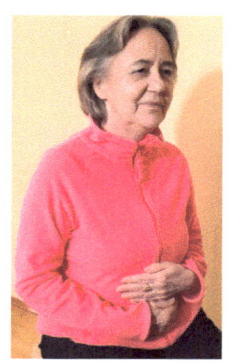

*Hände auf den
Bauch legen*

Übung: Konzentration auf die Ausatmung

In dieser Übung können Sie sich schnell wieder ins Gleichgewicht bringen – körperlich und geistig, indem Sie sich nur auf die Ausatmung konzentrieren und die einzelnen Ausatemzüge zählen.

Sie nehmen eine bequeme und aufrechte Sitzposition ein.

Wenn es für Sie angenehm ist, legen Sie die Hände auf den Bauch. Eine Hand unterhalb des Nabels und die andere Hand oberhalb des Nabels. Mit jedem Ausatemzug entspannen Sie sich. Sie atmen mit der Nase aus und ein. Sie nehmen Ihre Ausatmung, die Ruhepause und die Einatmung wahr.

Sie beginnen, Ihre Ausatemzüge zu zählen.

Eins – ausatmen und einatmen, zwei – ausatmen und einatmen, drei – ausatmen und einatmen. Wenn Sie bei der Zahl neun angekommen sind, beginnen Sie wieder bei eins. Insgesamt zählen Sie zwei bis vier Mal hintereinander neun Atemzüge.

Die Konzentration liegt auf den Ausatemzügen. Falls Ihre Gedanken abschweifen, beginnen Sie wieder bei der Zahl eins. Sie kehren immer wieder zum Zählen der Ausatemzüge zurück.

Mit jedem Ausatemzug lassen Sie los. Der Körper entspannt sich. Die Schultern entspannen sich mehr und mehr. Die Bauchdecke, das Gesäß, der Brustkorb und das Gesicht entspannen sich. Gedanken, die kommen, lassen Sie kommen, aber auch wieder gehen. Sie sind wie Wolken am Himmel und ziehen vorbei. Sie fokussieren nur den nächsten Ausatemzug und zählen ihn. Die Gedanken können ruhiger und ruhiger werden. Auch mögliche aufgewühlte Gefühle werden ruhiger. Sie beschäftigen sich nicht damit. Es ist nichts zu tun. Nur die Ausatemzüge sind zu zählen.

Nachdem Sie zwei bis vier Mal hintereinander neun Atemzüge gezählt haben, recken und strecken Sie sich und gähnen.

Sie kommen wieder bewusst und hellwach im Raum an.

Innere Ruhe, Frieden und Harmonie können im Körper einkehren.

Durch diese Übung können umherschweifende Gedanken zur Ruhe kommen. Die Gedanken werden immer wieder zurückgeführt und angebunden an den Atmungsvorgang und an die Fokussierung auf das Zählen. Dadurch entstehen Wachheit und Klarheit in unserem Geist.

Diese Atemübung und bewusste Konzentrationsübung auf die Ausatmung hilft uns, abzuschalten und Körper, Geist und Seele in eine innere Balance zu bringen.

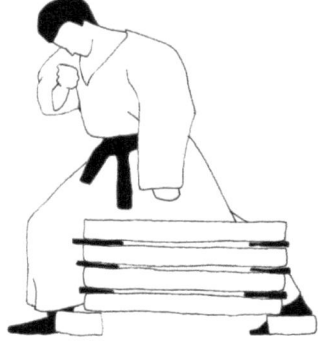

● **Gezielt eingesetzte Kraft haben wir in der Ausatmung.**

Beobachten wir Karatekämpfer, die zehn Steine oder mehr mit der Hand durchschlagen. Wie machen sie das?

Während sie mit der Handkante schlagen, geben sie einen lauten Ton von sich, nicht wahr? Das heißt, sie schlagen die Steine in der Ausatmung durch. Neben der Atemtechnik zählen hierbei natürlich noch eine absolute Konzentration und Körperbeherrschung dazu.

In vielen Sportarten, wie beim Tennis, beim Gewichtheben, an Muskelaufbaugeräten wird dieses Prinzip angewendet.

Dies können wir auch im Alltag immer dann nutzen, wenn wir körperlich Kraft brauchen, zum Beispiel wenn wir einen schweren Wasserkasten hochheben oder absetzen müssen. Eine bewusst gesteuerte Ausatmung ist sehr hilfreich bei jeglicher Form von Anstrengung, beim Treppen steigen, bei sportlichen Herausforderungen. Die Kraft der Ausatmung können wir in den verschiedensten Situationen nutzen, wann immer wir »außer Puste« kommen. In diesen Fällen ist die Ausatmung über die Nase nicht so geeignet. Sie ist jedoch mit dem Mund über die Lippen aktiv steuerbar. Es empfiehlt sich, mit »f« oder »w« auszuatmen. In dem Kapitel »Atemnot« führe ich diese Atemtechnik, die besonders nützlich auch für atemwegserkrankte Menschen ist, näher aus. Die Atemtechnik wird »Lippenbremse« genannt. Die Einatmung erfolgt durch die Nase.

Ich möchte Sie dafür sensibilisieren, Ihre Aufmerksamkeit vermehrt auf die Ausatmung statt auf die Einatmung zu lenken. Es wird sich zu Beginn im Alltag ungewohnt anfühlen. Doch die bewusste Achtsamkeitsschulung auf den Dreierrhythmus der Ausatmung, der Stille in der Ruhepause und der Einatmung wird zunehmend selbstverständlich. Sie wird Ihnen Energie, Vitalität und innere Ausgeglichenheit bringen.

5

Atmung
und Körperhaltung

*In einer harmonischen Körperhaltung
entfaltet sich unsere Atmung.*

*Eine harmonische Körperhaltung
verleiht uns eine besondere innere Haltung.*

Eine gute Haltung stärkt unseren Körper und bewirkt eine tiefe gute Atmung.

Die drei Haltungspositionen in Wechselwirkung mit der Atmung: Haltung im Hohlkreuz, Haltung im Rundrücken und eutone Haltung

Die Aufrichtung der Wirbelsäule beginnt im Beckenraum.

Die Lösung von Nackenverspannungen

Wir atmen und strahlen Würde aus.

Wir kennen es: Sitzen wir beispielsweise mit einem krummen Rücken, so merken wir bald, dass die Atmung schwer fällt. Wenn wir dagegen im Hohlkreuz, im Rücken angespannt sitzen, wird die Atmung gepresst und flach. Haben wir eine aufrechte, entspannte und anmutige Körperhaltung, ist unsere Atmung ruhig und gleichmäßig und wir strahlen Frische und Wachheit aus. Atmung und Körperhaltung hängen eng zusammen.

In der Körperhaltung zeigen wir zugleich, was wir empfinden. Sind wir selbstbewusst und gut gelaunt, treten wir anders auf als jemand, der unglücklich oder ängstlich ist. In unserer Körperhaltung spiegelt sich unser Inneres. Unsere Körperhaltung, unsere innere Haltung und unsere Atmung stehen in enger Wechselwirkung.

● **Die drei Haltungspositionen im Sitzen und ihre Auswirkungen auf die Atmung und die innere Befindlichkeit**

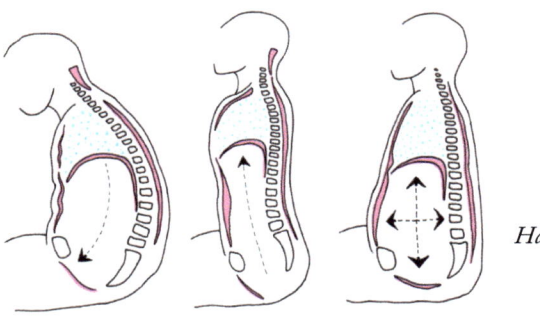

Haltungspositionen

Die drei Sitzpositionen: Das Sitzen im Rundrücken, im Hohlkreuz und in der eutonen Balance.

Ich möchte Sie jetzt beim Lesen bitten, die jeweiligen Haltungspositionen einzunehmen.

1. Übung: Sitzen im Rundrücken

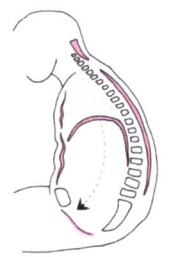

Setzen Sie sich so, dass Sie mit einem runden Rücken sitzen. Das bedeutet, dass Sie das Becken kippen und hinter Ihren Sitzbeinhöckern sitzen. Die Schultern sind nach vorn gebeugt.

Wie fühlen Sie sich in dieser Position? Wie empfinden Sie Ihre Atmung? Lassen Sie diese Haltung ein wenig auf sich wirken.

Sitzen im Rundrücken

Sitzen wir im Rundrücken, so wird die Wirbelsäule gebogen. Die Muskulatur ist erschlafft und die gesamte Körperspannung ist vermindert. Der Brustkorb ist eingefallen. Die Schultern lassen wir hängen. Das Zwerchfell wird in dieser Position hinuntergedrückt und befindet sich in einem sogenannten Zwerchfelltiefstand. Die Atmung ist vermindert und die Atembewegung eingeschränkt.

Diese Körperhaltung vermittelt gleichzeitig eine innere Haltung. Eine Person in dieser Haltung zeigt ein Gefühl des Unbeteiligtseins. Sie scheint niedergedrückt oder bedrückt zu sein und sich vor der Außenwelt verschließen zu wollen. Sie fühlt sich eher von der Schwerkraft hinuntergedrückt.

2. Übung: Sitzen im Hohlkreuz

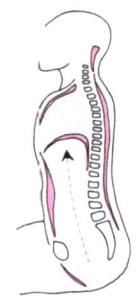

Setzen Sie sich nun so, dass Ihr Rücken ein Hohlkreuz bildet. Das bedeutet, dass Sie das Becken und den unteren Rücken nach vorn schieben und vor Ihren Sitzbeinhöckern sitzen. Der Brustkorb ist eher nach vorn geschoben.

Wie fühlen Sie sich in dieser Position? Wo empfinden Sie Spannungen? Wie empfinden Sie Ihre Atmung? Lassen Sie diese Haltung ein wenig auf sich wirken.

Sitzen im Hohlkreuz

Sitzen wir im Hohlkreuz, so ist die gesamte Muskulatur, vor allem die untere Rückenmuskulatur stark angespannt. Der Brustkorb ist verspannt. Der Zwerchfellmuskel ist ebenfalls angespannt und nach oben gezogen. Wir sprechen von einem Zwerchfellhochstand. Diese Körperhaltung führt zu einer flachen Atmung, der sogenannten Hochatmung. Der Brustkorb ist zwar aufgerichtet, doch die eigentliche Atembewegung im Bauchraum ist eingeschränkt.

In dieser Position zeigt eine Person eine verstärkte Körperspannung und vermittelt zugleich eine innere Haltung des Angespanntseins. Die Person scheint auf dem Sprung zu sein. Es ist eine Hab-Acht-Haltung und eine Position, alles unter Kontrolle halten zu müssen.

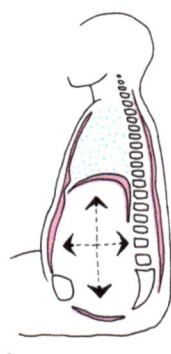

Sitzen im eutoner Balance

3. Übung: Sitzen in eutoner Balance

Setzen Sie sich so, dass das Becken gerade aufgerichtet ist und Sie zunächst auf Ihren Sitzbeinhöckern sitzen. Rutschen Sie anschließend ein wenig, nur minimal, hinter die Sitzbeinhöcker. Sie merken, dass der untere Rücken entspannt bleibt. Nun lassen Sie Ihre Wirbelsäule nach oben wachsen, der Brustkorb ist aufgerichtet, die Schultern ein wenig nach hinten und unten fallen gelassen.

Wie fühlen Sie sich in dieser Position? Wo empfinden Sie eventuell noch Spannungen? Wie empfinden Sie ihre Atmung? Lassen Sie diese Haltung ein wenig auf sich wirken.

In dieser Position sitzen wir in der sogenannten eutonen Balance. »Eu« heißt »wohl« und »Tonus« »Spannung« – also in einer Wohlspannung. Sitzen wir in dieser Weise, wird die Wirbelsäule vom Becken aus aufgerichtet und gehalten. Muskulär herrscht im Körper eine Wohlspannung. Das Zwerchfell kann sich weit nach allen Seiten frei bewegen, in der Einatmung absenken und in der Ausatmung wieder zurück in die Ausgangsposition gehen.

Die innere Haltung vermittelt eine Ausgeglichenheit. In dieser Position kann die Person nach innen gerichtet sein und in sich ruhen. Gleichzeitig kann sie wach bleiben und nach außen hin angemessen reagieren.

Sie konnten in den drei Übungsabfolgen spüren, wie stark die äußere Körperhaltung mit der inneren Haltung und der Atmung korrespondiert.

Sind wir in einer bekümmerten Stimmung, ist uns alles über den Kopf gewachsen, wollen wir nichts mehr hören und sehen, dann sitzen wir eher in einer erschlafften runden Körperhaltung. Diese Position wird auch häufig als »Null Bock-Haltung« bezeichnet. Die Atmung ist flach und eingeschränkt.

In einer Stresssituation ist dagegen die gesamte Körperspannung erhöht. Meist wird eine Haltung eingenommen, in der der Rücken in einer Hohlkreuzposition angespannt ist. Es ist interessant, Menschen in Führungspositionen daraufhin in ihrer Sitzposition zu betrachten. Sitzen diese Menschen in einer Hab-Acht-Haltung, bedeutet dies, alles kontrollieren zu müssen, was vorn, seitlich und hinten passiert. Sie müssen aufpassen und sich nach allen Seiten absichern. Diese Haltung ist nicht ein Zeichen von starker gesunder Machtfülle, sondern ist eher ein Zeichen von Unsicherheit und dem Bestreben nach Kontrolle. Die Atmung ist flach, angespannt, kurz und gepresst.

Eine eutone Haltung ermöglicht eine Zentrierung nach innen und gleichzeitig eine aufmerksame Ausrichtung nach außen. In dieser Haltung ruhen wir in uns selbst und können so aus der eigenen Mitte die Außenverhältnisse in Ruhe betrachten, beurteilen und entsprechend reagieren. Der Atem kann frei und entspannt fließen. Die Atembewegung kann bis in den Beckenboden spürbar sein.

Es wird deutlich, dass unsere Haltung immer auch ein Ausdruck unserer inneren Verfassung ist und ganz wesentlich unsere Atmung, die Atemtiefe und den Atemrhythmus bestimmt. Die Beschreibung der Körperhaltung »Brust raus, Bauch rein«, die wir aus früherer Zeit kennen, macht deutlich, dass ein Aufblähen des Brustkorbs und ein Abschnüren in der Körpermitte gravierende Auswirkungen auf die Atmung und letztlich auf die innere Gemütsverfassung haben. Ein körperliches Zusammenfallen dagegen hängt oft mit einer Erschöpfung, Bedrücktheit oder Mutlosigkeit zusammen.

Richten wir uns körperlich in einer wohltuenden Körperspannung auf, kann sich unsere Atmung tief und frei entfalten und die inneren Kräfte können sich aufbauen.

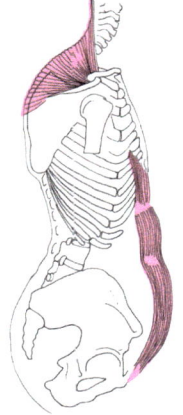

Haltung im Hohlkreuz

● Eine gute Körperhaltung beginnt mit der Aufrichtung der Wirbelsäule im Becken.

Stellen Sie sich für einen Moment hin: Wenn Sie seitlich auf einem Bein stehen, so merken Sie, dass sich die Wirbelsäule seitlich verschiebt. Sie hat immer das Bestreben, sich ins Lot zu bringen. Stellen Sie sich ins Hohlkreuz oder stehen in einer Haltung mit rundem Rücken, spüren Sie, wie Ihr Becken gekippt wird. In jeder Position richtet sich die Wirbelsäule entsprechend neu von unten, dem Becken, nach oben aus.

In diesem Schaubild beispielsweise ist das Becken gekippt und ein Hohlkreuz entsteht.

Da die Wirbelsäule immer das Bestreben hat, sich nach oben hin aufzurichten, biegt sie sich aufgrund der Beckenkippe ins Hohlkreuz und ein runder Brustkorb entsteht. Die größte Ausgleichsbewegung entwickelt sich schließlich im Nackenbereich. Es entsteht ein sogenannter »Schwanenhals«. Daher sollte bei starken Verspannungen im Nacken- und Halswirbelbereich immer die Haltung des Beckens mitberücksichtigt werden. Am Ende dieses Kapitels zeige ich Ihnen eine wirkungsvolle Übung, um Nackenverspannungen zu lösen.

- **Übungen: Sitzbeinhöcker spüren, Beckenkippe, Sitzen in eutoner Balance**

Unsere Körperhaltung beginnt mit der Aufrichtung der Wirbelsäule im Beckenbereich.

   Wann immer Sie sich im Tagesverlauf hinsetzen, achten Sie auf Ihre Sitzhaltung und nehmen zunächst bewusst wahr, wie Sie zur Zeit sitzen. Danach beginnen Sie mit der Übung der »Beckenkippe« und sitzen anschließend entspannt in einer eutonen Körperhaltung. Diese Übung ist zugleich ein gutes Training, die Rückenmuskulatur zu kräftigen.

Übungen: Beckenkippe und Sitzen in eutoner Balance

Halten Sie einen Moment inne. Bewegen Sie sich jetzt beim Lesen des Buches nicht. Wie sitzen Sie jetzt, in diesem Moment? Sitzen Sie im Hohlkreuz oder eher im Rundrücken? Ist Ihre Wirbelsäule sanft und geschmeidig aufgerichtet? Sitzen Sie entspannt?

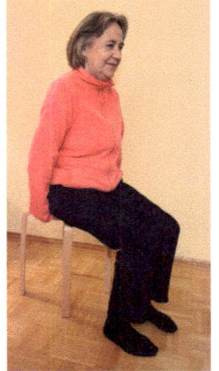

Sitzbeinhöcker spüren

Übung: Sitzbeinhöcker spüren

Ich möchte Sie nun bitten, sich auf Ihre Handrücken zu setzen. Wenn es unangenehm ist, können Sie auch nur auf Ihren Fingern sitzen.

Spüren Sie Ihre Sitzbeinhöcker? Es sind zwei relativ spitze Knochen, die Sie wahrnehmen können, wenn Sie auf Ihren Händen hin- und herrutschen.

Nehmen Sie achtsam Ihre Hände wieder weg. Fühlen Sie die Sitzbeinhöcker auch weiterhin?

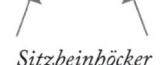

Sitzbeinhöcker

Übung: Beckenkippe

Sie sitzen aufrecht. Bewegen Sie nun Ihr Becken hinter die Sitzbeinhöcker. Sie sitzen im Rundrücken. Dann setzen Sie sich auf die Sitzbeinhöcker und schließlich vor die Sitzbeinhöcker ins Holhkreuz, wieder zurück in die Mittelposition und wieder in den Rundrücken. Bewegen Sie mehrmals Ihr Becken sanft nach vorn, zur Mitte und nach hinten in den drei genannten Etappen.

Immer vorsichtig und achtsam! Es darf keine Schmerzen bereiten.

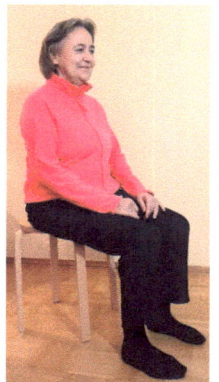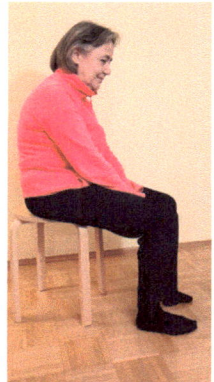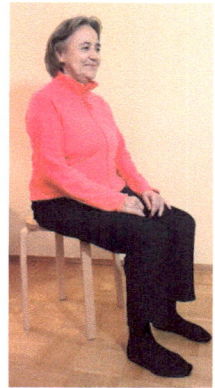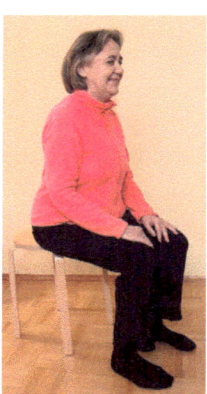

Beckenkippe

Sie erfahren, dass Ihr unterer Rücken im Lendenbereich weich und geschmeidig wird.

Der Kreuzbein- und Lendenbereich ist bei vielen Menschen mit Schmerzen und Verspannungen verbunden. Diese Bewegungsübung wird »Beckenkippe« genannt. Mit Hilfe der Beckenkippe können wir die Muskulatur im unteren Rücken beweglicher und letztlich entspannter machen.

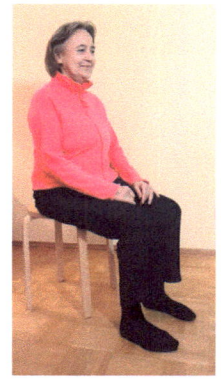

Übung: Sitzen in eutoner Balance

Setzen Sie sich nun auf die Sitzbeinhöcker und bewegen dann das Becken ein klein wenig hinter die Sitzbeinhöcker, nur so viel, dass der untere Rücken ganz entspannt bleibt, aber nicht so stark, dass Sie in die Rundrücken-Position kommen.

Von hier aus richten Sie Ihre Wirbelsäule, Wirbel für Wirbel nach oben auf. Das Brustbein ist aufgerichtet, die Bauchmuskeln sind entspannt, die Schulterblätter liegen sanft hinten auf dem Brustkorb auf und die Schultern sind nach hinten und unten fallen gelassen, der Kopf ist weich und locker auf dem Hals aufgerichtet.

eutone Körperhaltung

Stellen Sie sich vor, wie Sie die Wirbelsäule über Ihren Kopf und Scheitel hinaus wie eine Antenne verlängern und mit einem goldenen Faden oben am Firmament »andocken«. Jetzt können sich die Schulterblätter noch ein wenig mehr entspannen, der Brustraum wird weit, der untere Rücken ist gelöst und entspannt. Sie stellen sich vor, nach oben, über den Scheitel hinaus aufgerichtet zu sein und sich nach unten hin im Beckenraum niederzulassen.

Nun sitzen Sie in eutoner Balance. Zu Beginn mag diese Körperhaltung ungewohnt sein. Doch mit der Zeit wird diese Aufrichtung eine Wohlspannung im gesamten Körper hervorbringen.

Auch im Stehen können Sie immer wieder im Alltag diese Aufrichtung vollziehen, beispielsweise beim langen Stehen in der Warteschlange an der Kasse, an der Bushaltestelle, beim Kochen oder bei anderen Gelegenheiten. Achten Sie beim Stehen darauf, nicht Ihre Knie durchzudrücken. Wenn Sie hüftbreit und locker, weich und entspannt in den Kniegelenken stehen, kann sich die Wirbelsäule entspannt aufrichten und die Muskeln im Rücken sich entspannen. Das Becken ist dabei nicht zu weit nach vorne und auch nicht zu weit nach hinten gekippt, sondern gerade ausgerichtet. Sie sollten beim Stehen darauf achten, dass der unterer Rücken im Bereich der Lendenwirbelsäule entspannt bleibt. Dann kann sich die Wirbelsäule gelöst nach oben hin aufrichten. So stehen Sie in einer eutonen Balance. Im Körper kann sich eine Wohlspannung und eine tiefe entspannte Atmung ausbreiten.

● **Nackenverspannungen lösen**

Halten Sie einen Moment inne. Sind Ihre Schultern entspannt oder sind sie eher hochgezogen? Lassen Sie die Schultern nach vorn hängen? Ist der Brustkorb vorn ein wenig eingesunken? Ist der Nacken entspannt?

Lassen Sie nun Ihre Schultern sanft und entspannt nach hinten und unten fallen. Die Schulterblätter liegen weich auf dem Brustkorb im Rücken auf. Der untere Rücken bleibt entspannt.

Angespannte und falsche Haltungspositionen führen oft zu starken Verspannungen im Schultergürtelbereich, wie wir in den drei Körperhaltungen gesehen haben. Auch andere Gründe, wie das einseitige Tragen von schweren Taschen, langes Neigen des Kopfes nach vorne, um auf das Handy zu schauen oder wiederholtes Neigen des Kopfes nach hinten bei einer Verschlechterung des Sehens können nach und nach Verspannungen im Schulter- und Nackenbereich aufbauen. Auch Menschen mit wiederkehrender Atemnot sind davon stark betroffen. In Atemnotsituationen werden leicht die Schultern hochgezogen in dem Versuch, den Brustkorb zu entlasten, um so mehr Luft zu bekommen.

So entstehen langfristig chronische Verspannungen, die zu Schulterschmerzen bis hin zu Kopfschmerzen führen können.

Es ist vor allem ein Muskel, der sogenannte Trapezmuskel, durch den sich schnell Verspannungen im Schultergürtelbereich aufbauen.

Warum ist das so?

Stellen Sie sich das menschliche Skelett vor. Wo ist die gesamte Schulterpartie, das heißt die Arme, die beiden Schultergelenke und die Schulterblätter knochenmäßig befestigt? Alle Knochen im Körper sind miteinander verbunden.

Sind sie hinten an der Wirbelsäule befestigt? Nein. Die Schulterblätter sind frei beweglich. Sie sind nicht mit dem Brustkorb oder der Wirbelsäule verbunden!

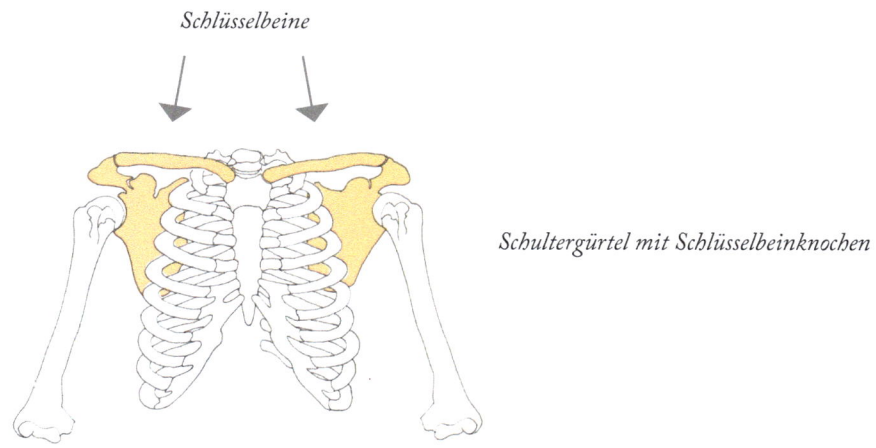

Schlüsselbeine

Schultergürtel mit Schlüsselbeinknochen

Tatsächlich hängen Arme und Schultern verbunden mit den Schulterblättern vorn an den beiden dünnen Schlüsselbeinknochen, rechts und links, die wiederum an zwei kleinen knorpeligen Gelenken vorn am Brustbein befestigt sind.

Das bedeutet, wenn wir uns das Skelett vorstellen – also ohne Muskeln, Sehnen, Nerven, Haut – dass unsere Arme und Schultern vorn, vor unserem Brustkorb hängen würden.

Wir kennen die Körperhaltung der »hängenden Schultern« mit eingefallenem Brustkorb und den Ausspruch: »Lass dich nicht so hängen!«

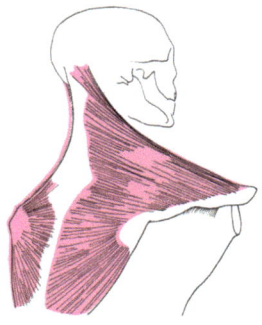

Trapezmuskel

Es ist vor allem der Trapezmuskel, der für die Aufrichtung des Brustkorbs zuständig ist und die Schultern und die Schulterblätter nach hinten und unten hält. Häufig ist er jedoch überdehnt und verspannt. Dies führt zu Nacken- und Kopfschmerzen.

Wie auf dem Schaubild zu sehen ist, entspringt der Trapezmuskel an der Schädelbasis und reicht vom Hinterhauptsbein bis zu den unteren Brustwirbeln und seitlich bis zu den Schulterblättern. Das bedeutet, dass er die gesamte Last der Arme, der Schultern und der Schulterblätter trägt.

Wie können wir eine gesunde Schultergürtelhaltung und Entspannung des Trapezmuskels erreichen? Es geschieht vor allem durch eine Rückwärtsführung der Schultern. Die Schultern sollten nach hinten und unten zurückgenommen werden. Diese Haltung richtet den Brustkorb auf und entlastet ihn. Die Schulter- und Nackenmuskeln und der Trapezmuskel können sich entspannen.

Ich möchte Ihnen eine Übung zeigen, die Sie jederzeit machen können. Sie hilft, die Verspannungen im Schultergürtel zu lösen, den Trapezmuskel zu entlasten und den Brustkorb aufzurichten. Sie können diese Übung im Stehen oder Sitzen ausführen.

Wenn Sie bei dieser Übung stehen, achten Sie darauf, dass Sie locker und entspannt in den Knien und im unteren Rücken stehen. Wenn Sie diese Übung im Sitzen machen, achten Sie darauf, dass die Wirbelsäule im unteren Rücken entspannt bleibt.

• Übung: Lösung von Nackenverspannungen

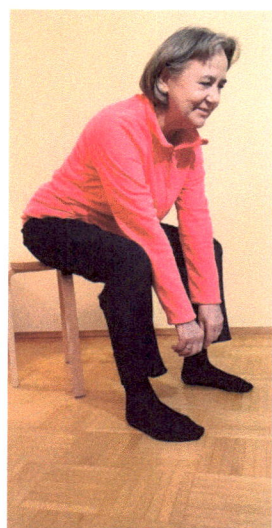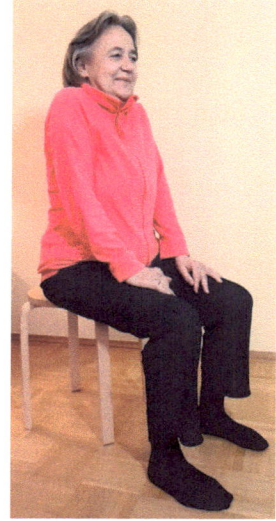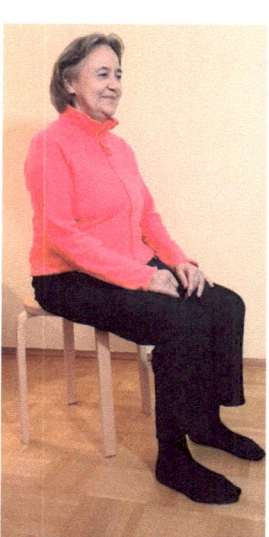

Schultern entspannen

Beugen Sie sich im Stehen oder im Sitzen vor und lassen den Oberkörper, die Arme und die Schultern einfach hängen. Menschen mit Lungen- oder Herzproblemen sollten dabei den Kopf nicht hängen lassen, sondern ihn nach oben aufgerichtet halten. Das Herz und der Kreislauf werden sonst zu stark belastet.

So vorgebeugt schütteln und lockern Sie nun Ihre Schulterblätter, die Schultergelenke, die Ellbogengelenke und die Handgelenke. Schütteln Sie in der Vorstellung alles weg, was Sie nicht mehr brauchen.

Dann richten Sie sich langsam wieder auf und führen die Schultern weiter nach oben in Richtung zu den Ohren. Nun lassen Sie sie langsam nach hinten und unten sinken. Die Schultern und Arme können sich jetzt vollkommen entspannen. Der untere Rücken ist ganz entspannt.

Spüren Sie nach. Sind die Schultern entspannt? Können Sie loslassen in den Schultern? Kann der Rücken sich entspannen? Ist das Brustbein aufgerichtet? Sie atmen ruhig und entspannt und spüren die Wirkung entspannter Schultern. Genießen Sie die Aufrichtung.

Achten Sie im Laufe des Tages immer wieder auf Ihre Schultern. Sind sie hoch gezogen? Sind sie entspannt? Führen Sie die Schultern nach hinten und nach unten und lassen los. So richten Sie sich körperlich und auch innerlich auf.

In der Körperhaltung sollten wir uns immer wieder in der Achtsamkeit üben. Welche Haltung nehmen wir ein? Wie stehen wir? Wie sitzen wir? Wie gehen wir? Ist der untere Rücken entspannt? Sind die Schultern gelöst? Kann sich unsere Atmung durch unsere Haltung frei entfalten?

Wie wir an den drei Sitzpositionen in der Körperhaltung erfahren haben, sind darin zugleich unsere inneren Haltungen verborgen. Beides, Atmung und Haltung haben Einfluss auf die innere Befindlichkeit und Stabilität der Persönlichkeit. Vielfältige Redewendungen wie »nicht den Kopf hängen lassen«, »jemandem den Rücken frei halten« oder »jemandem den Rücken stärken« oder »Rückgrat zeigen« verdeutlichen den Zusammenhang. Von der Schauspielerin Romy Schneider wird gesagt, dass sie besonders gerne Ihren Rücken und ihren Nacken fotografieren ließ. Können wir uns vorstellen, unseren Rücken und Nacken zu genießen und von hierher auszustrahlen?

Richten wir unsere Wirbelsäule sanft auf, richten wir uns auch innerlich auf. Das Wortspiel »Aufrichtung« hat auch etwas mit »Aufrichtigkeit« zu tun.

Eine achtsame Körperhaltung und Atmung bringen uns innerlich immer wieder ins Gleichgewicht.

Zum Abschluss möchte ich Ihnen eine kleine Meditationsübung vorstellen.

● Meditation: Wir sitzen in Würde.

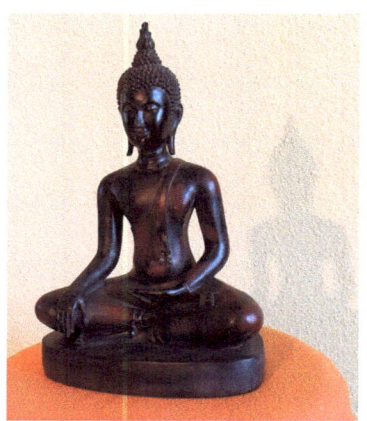

Sie sitzen bequem und aufgerichtet. Sie nehmen Ihre Atmung wahr, die Ausatmung, eine kleine Ruhephase und die Einatmung. Sie spüren Ihren Körper. Sie sind vollkommen anwesend.

Wie sitzen Sie im Moment?

Im Sitzen spricht unsere Haltung durch uns. Sitzen wir eher zusammen gesunken, empfinden wir einen Mangel an Energie, an Vitalität oder innerer Klarheit. Wenn wir sitzen, als ob wir »einen Besenstiel verschluckt« hätten, sind wir angespannt. Wir strengen uns zu sehr an.

Wie erfahren Sie sich, wenn Sie in einer Weise sitzen, die Würde und Harmonie verkörpert?

Vielleicht bemerken Sie, wie Sie automatisch den Wunsch verspüren, aufrechter zu sitzen. Ihr Gesicht entspannt sich, die Schultern sinken, der Rücken und der Hals nehmen eine lockere und harmonische Haltung an. Vielleicht spüren Sie, dass die Wirbelsäule sich energievoll aus dem Becken erhebt und dass das Brustbein sich in der Höhe des Herzens aufrichtet und öffnet wie eine schöne Blüte.

Wir alle scheinen das innere Gefühl der Würde zu kennen und zu wissen, wie wir ihm Ausdruck verleihen. Wir haben das Empfinden, zu unserem ursprünglichen Gefühl des eigenen Wertes zurückzukehren.

Sie können dem Strömen dieser unmittelbaren Erfahrung in diesem Augenblick lauschen.

Sie sitzen für einige Augenblicke mit dem inneren Gefühl der Würde.

Wie fühlen Sie sich? Wie fühlt es sich an, in Würde zu sitzen? Spüren Sie, wie Sie sich innerlich aufrichten? Sie spüren eine Weite in Ihrem Brustkorb. Die Atmung wird ruhig und gleichmäßig. Sie können sich vorstellen, wie jede Zelle im Körper belebt wird und der Atem sich weit und frei entfalten kann. Sie erfahren das Gefühl »Es atmet mich«.

Körper, Geist und Seele sind in Harmonie.

So wünsche ich Ihnen eine immer wiederkehrende achtsame Wahrnehmung der Atmung verbunden mit Ihrer Körperhaltung, die Würde, Harmonie und Schönheit ausstrahlt.

6

Atmung
und Beckenboden

Die Beckenbodenmuskulatur
heißt auch »Beckenzwerchfell«.

Das Zwerchfell und der Beckenboden: Zwei Querebenen im Körper, die miteinander in Wechselwirkung stehen

Beckenbodentraining für eine tiefe Atmung

Was hat der Beckenboden mit der Atmung zu tun?

Der medizinische Begriff der Beckenbodenmuskulatur ist »Diaphragma pelvis« – »Diaphragma« heißt »Zwerchfell« und »Pelvis« »Becken« – also Beckenzwerchfell.

In meinen Kursen bitte ich alle Teilnehmer/innen, nicht mit überschlagenen Beinen zu sitzen. Vor allem Frauen sitzen gerne in dieser Position. Warum bitte ich darum? Die meisten wissen, dass diese Position die Durchblutung der Beine behindert. Vor allem der Rückfluss des Blutes zum Herzen über die Venen kann gestaut werden. Als ein weiteres Argument wird genannt, dass wir auf diese Weise schief sitzen. Die Wirbelsäule muss sich seitlich verbiegen, was die Bewegung im Rücken und in der Atmung einschränken kann.

Doch ein weiteres drittes Argument ist oft unbekannt. Die Sitzhaltung mit überschlagenen Beinen hat entscheidende Auswirkung auf die Atmung. Sitzen wir mit überschlagenen Beinen, so wird unsere Beckenbodenmuskulatur, das Beckenzwerchfell, angespannt.

Welchen Einfluss hat die Beckenbodenmuskulatur auf die Atmung?

Wir haben im Körper zwei große Querebenen: In der Körpermitte liegt das Zwerchfell, das als Quermuskel den Brustraum von Bauchraum trennt. Es bildet sozusagen die Decke der Bauchhöhle. Die Beckenbodenmuskulatur ist eine weitere Querebene. Das Beckenzwerchfell bildet den Boden der Bauchhöhle. Der Beckenboden trägt und stützt die inneren Organe von unten her. Ist eine der zwei Querebenen angespannt, so wirkt sich dies auf die andere aus. Ein verspannter Beckenboden hat Wirkung auf die Zwerchfellmuskulatur und schränkt die Atembewegung ein. Sitzen wir also mit überschlagenen Beinen wird die Beckenbodenmuskulatur angespannt und somit die Atembewegung begrenzt.

Betrachten wir das »Beckenzwerchfell« genauer. Wir sehen hier im Schaubild den weiblichen und den männlichen Beckenboden. Die muskuläre Querebene ist bei Frauen wie bei Männern die Gleiche. Wir haben neben der muskulären Querplatte vor allem zwei Muskelstränge, den Afterschließmuskel und einen Muskelstrang, die Blasengegend umschließend. Diese beiden Muskelstränge können getrennt angespannt werden.

Ist die gesamte Muskulatur des Beckenbodens kräftig, locker und entspannt, kann sie die nach unten gerichtete Kraft der Bewegung des Zwerchfells in der Einatmung

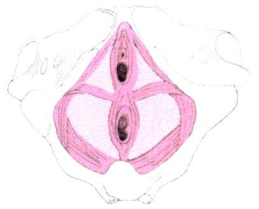

Der weibliche Beckenboden

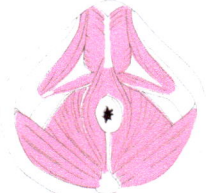

Der männliche Beckenboden

halten und abfedern. Das Zwerchfell erhält durch die Beckenbodenmuskulatur einen Widerpart in der Einatmung und schwingt in der Ausatmung wieder zurück in die Ausgangsposition.

Halten Sie beim Lesen für einen Moment inne.

Spüren Sie eine Atembewegung in der Körpermitte, hervorgerufen durch die Bewegung des Zwerchfells? Gehen Sie mit Ihrer Wahrnehmung zum Beckenboden. Können Sie sich diese Muskelebene vorstellen? Können Sie vielleicht eine kleine Bewegung im Beckenboden wahrnehmen? Verbinden Sie diese Bewegung gedanklich mit der Atembewegung in der Körpermitte. Vielleicht bemerken Sie, dass sich die Beckenbodenmuskulatur in der Phase der Einatmung ausdehnt und sich während der Phase der Ausatmung etwas zusammenzieht. Der Beckenboden begleitet auf diese Weise die Bewegung des Zwerchfells bei jedem Atemzug. Bleiben Sie einen Moment in der Wahrnehmung des Zusammenspiels des Zwerchfells mit dem Beckenboden.

Ich möchte noch einmal auf das Bild der Sitzposition mit überschlagenen Beinen zurückkommen.

Verspannungen in der Beckenbodenmuskulatur durch die gekreuzten Beine verhindern eine Ausdehnung der Atembewegung bis in den Beckenboden. Aber nicht nur die Sitzposition bewirkt Verspannungen der Muskulatur im Beckenboden. Bei Frauen und bei Männern sind häufig die beiden Muskelstränge, der Afterschließmuskel und die Muskeln um die Blasengegend verspannt oder im Alter vermehrt erschlafft. Ein Beckenbodentraining ist daher nicht nur für die Atmung, sondern auch für die Beckenbodenmuskulatur an sich wichtig.

Frauen kennen das Beckenbodentraining nach der Geburt. Für Frauen und auch für Männer sind Übungen zur Kräftigung dieser Muskulatur vor allem gegen Harninkontinenz im Alter sehr zu empfehlen. Beckenbodenübungen sollten das Ziel haben, die beiden Muskelstränge zu trainieren und zu kräftigen. Es sollte gelernt werden, den Afterschließmuskel und den Muskelstrang um die Blasengegend getrennt anzuspannen und wieder zu entspannen, um so letztlich die gesamte Beckenbodenmuskulatur zu kräftigen.

● Beckenbodenübung

Sie können die Übung im Liegen oder auch im Sitzen durchführen.

Im Liegen ist es zu Beginn leichter. Sie können dabei die Füße aufstellen.

Im Sitzen üben Sie mit aufrechter Wirbelsäule und mit einem entspannten unteren Rücken. Der Brustkorb bleibt weit.

Spannen Sie nun nur den Afterschließmuskel an. Auch wenn es am Anfang nicht so gut gelingen mag, werden Sie mit der Zeit im Spüren geübter. Ziehen Sie den Muskel in der Vorstellung in Richtung Nabel. Halten Sie die Spannung für zwei bis drei Sekunden, atmen weiter und lassen dann langsam die Muskulatur wieder los und spüren nach. Das Nach-spüren sollte grundsätzlich doppelt so lange dauern wie das Anspannen. Können Sie eine kleine Bewegung im Beckenboden wahrnehmen? Wiederholen Sie dies zwei Mal. Bekom-men Sie ein Gefühl für diesen Muskelstrang?

Anschließend spannen Sie nur den Muskel um die Blasengegend an. Ziehen Sie wieder den Muskel in der Vorstellung in Richtung Nabel, halten die Spannung für zwei bis drei Sekunden, atmen weiter und lassen dann wieder langsam los und spüren für eine Weile nach. Können Sie eine kleine Bewegung im Beckenboden wahrnehmen? Gelingt es Ihnen, getrennt den Muskel um die Blasengegend von dem Afterschließmuskel wahrzunehmen? Wiederholen Sie dies zwei Mal.

Dann spannen Sie beide Muskelstränge nacheinander an und halten Sie: Zuerst den After-schließmuskel, dann den Muskel um die Blasengegend. Dabei wird das Becken ein wenig gekippt und der untere Rücken gegen die Unterlage oder im Sitzen gegen die Rücken-lehne gedrückt. Halten Sie die Spannung für zwei bis drei Sekunden und atmen weiter. Lassen Sie nun langsam zuerst den Afterschließmuskel, dann den Muskel um die Blasen-gegend los und spüren nach. Können Sie eine kleine Bewegung im Beckenboden wahr-nehmen? Wiederholen Sie dies zwei Mal.

Nun ruhen Sie sich aus. Die Muskulatur kann sich entspannen.

Wie verändert sich jetzt Ihre Atmung? Ist eine Atembewegung bis zum Beckenboden spürbar geworden? Was nehmen Sie noch wahr? Welche Gefühle tauchen vielleicht auf? Stellen Sie eine besondere Leichtigkeit, ein Ganz-bei-sich-selbst-Sein, ein innerliches Ruhig-Werden fest? Auch andere Gefühle oder Bilder können auftauchen. Sie nehmen sie wahr, halten sie aber nicht fest. Sie lassen los.

So können sich die Beckenbodenmuskulatur und der ganze Beckenraum entspannen.

Ein tägliches Beckenbodentraining stärkt die Muskulatur des Beckenbodens bis ins hohe Alter und ist zugleich eine Vorbeugung gegen Harninkontinenz. Weitere Übungen für den Beckenboden für Frauen und für Männer sind zu empfehlen.

Es gibt also ein fein aufeinander abgestimmtes Wechselspiel zwischen der Bewegung des Zwerchfells und der Bewegung des Beckenbodens. Mit jedem Atemzug wird der Beckenboden bewegt, massiert und durchblutet.

So können wir immer wieder im Laufe eines Tages darauf achten: Kann der Beckenboden in der Atembewegung mitschwingen? Welche Haltung nehmen wir ein, damit dies möglich ist? Wann ist die Muskulatur im Beckenboden angespannt? Ist der Beckenboden kräftig und entspannt? Können wir loslassen, die Muskulatur entspannen? Wir entwickeln in der Achtsamkeit für den Beckenboden zugleich eine Achtsamkeit für die Atmung und umgekehrt.

Der Beckenraum ist die Basis unserer Aufrichtung und einer guten Haltung. So wie ein Baum mit seinem Wurzelwerk tief in der Erde verankert ist und mit seinem Stamm, der kräftig und zugleich weich und elastisch ist, allen Stürmen widerstehen kann, so können auch wir uns vom Beckenboden aus halten und in der Wirbelsäule sanft und geschmeidig aufrichten. Vielleicht erinnern Sie sich an das »Stehaufmännchen« aus Kindertagen. Wie immer wir es bewegen, nach vorn, nach hinten, nach rechts und links. Es kommt immer wieder in seine Mitte. So haben auch wir in unserem Körper den Schwerpunkt im Beckenraum. Sind wir im Beckenraum verankert, dann fühlen wir uns in unserer körperlichen Mitte. Von hier aus können wir ein Empfinden für ein natürliches Gleichgewicht in uns und eine Standfestigkeit und eine geschmeidige Aufrichtung entwickeln.

Üben wir uns in der Achtsamkeit für den Beckenboden und für die Aufrichtung der Wirbelsäule aus dem Beckenraum bis zum Scheitel in Verbindung mit unserer Atmung und Atembewegung, so entwickeln wir ein umfassendes Körperbewusstsein. Wir sind in unserem Körper anwesend und fühlen uns geerdet. Wir können in unserer Mitte ruhen, körperlich wie seelisch. Wir können mit Bewusstheit sagen: Wir sind uns »unseres Selbst« bewusst. Wir entwickeln ein natürliches »Selbst-Bewusstsein« und ein Wohlgefühl in der Ausstrahlung unseres inneren Wesens. Stellen wir immer wieder eine Verbindung zu uns selbst her, schafft dies eine persönliche Basis, auf der wir stehen, die uns Vertrauen schenkt und von der aus wir unseren Mitmenschen begegnen und uns mit ihnen verbinden können.

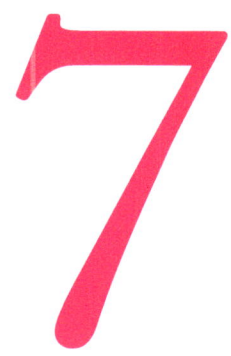

Die Bedeutung der Nasenatmung

Unsere Nase, ein großes Wunderwerk!

Atmen Sie immer durch die Nase?

Die Nase ist unser eigentliches Atmungsorgan.

Die Luft wird gereinigt, angewärmt, angefeuchtet.

Wir riechen durch die Nase.

Die Nasenatmung fördert eine tiefe Atmung.

Nasenreinigung – aber richtig!

Was können wir gegen Schnarchen tun?

Nasenatmung erhöht unsere Denkfähigkeit.

Achten Sie beim Lesen dieses Kapitels darauf: Atmen Sie immer durch die Nase? Physiologisch erfolgt unsere Atmung durch die Nase und nicht durch den Mund. Nur beim Sprechen, Singen, Lachen, Schimpfen, Weinen, Gähnen, Seufzen atmen wir über den Mund aus. Auch wenn wir in Atemnot sind, können und sollten wir über den Mund mit der sogenannten »Lippenbremse« ausatmen. Im Kapitel »Atemtechniken in Atemnotsituationen« habe ich diese Atemtechnik näher beschrieben. Doch die Einatmung sollte, wenn möglich, immer über die Nase erfolgen.

Die Nase ist in Wirklichkeit viel größer als der Teil, den wir außen sehen. Zweidrittel der Nase liegen im Kopfinneren. Wie Sie unten in der Zeichnung erkennen können, ragt der größere Anteil der Nase weit in den Kopf hinein. Die Luft strömt durch die beiden Nasenhöhlen links und rechts, den Nasenrachenraum, durch den Kehlkopf und die Luftröhre in die beiden Lungenhälften.

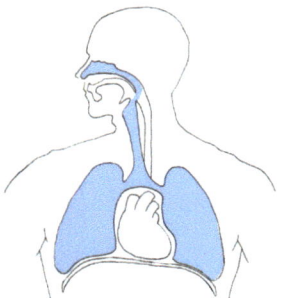

Der Weg der Luft in die Lunge

Halten Sie im Lesen einen Moment inne und stellen Sie sich bewusst den Weg der Atemluft durch die Nase bis in die Lunge vor.

Spüren Sie zunächst den eher wärmenden Ausatemstrom an den Nasenflügeln ausströmen und warten Sie anschließend den Impuls zur Einatmung ab. Sie spüren den kühlenden Luftstrom an den Nasenflügeln einströmen. Stellen Sie sich vor, wie die Luft in der Einatmung durch den weiten Nasenrachenraum im Kopf hinunterströmt durch die Luftröhre bis tief in die Lungen. Atmen Sie weiter in dieser Achtsamkeit.

Die Nase wird mit der Nasenscheidewand in zwei Höhlungen rechts und links unterteilt. Interessant ist, dass jedes Nasenloch rechts und links wiederum unterteilt ist in drei Nasengänge, wie Sie in dem unteren Schema sehen können: Einen oberen, einen mittleren und einen unteren Nasengang.

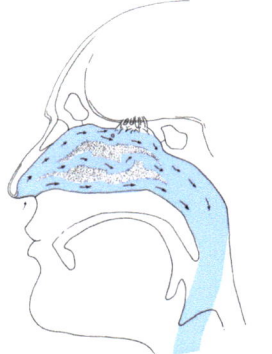

Die Nase mit den drei Nasengängen

Die jeweils drei kleinen schmalen Nasengänge in den Nasenhöhlen haben eine weitreichende Funktion.

Filterung: Die sechs schmalen Nasengänge sind mit einer Schleimhaut ausgekleidet, die wiederum mit einem dichten Netz von Blutgefäßen durchzogen ist. Auf der Schleimhaut sitzen feine Flimmerhärchen. Durch die große Oberfläche der Schleimhäute können eingeatmete Schmutzpartikel, Stäube, Pollen, Bakterien, Viren und Unreinheiten in der Luft sehr fein gefiltert werden. Die Flimmerhärchen bewegen sich kontinuierlich mit der Atemluft und transportieren die Staubteilchen nach außen. Diese Filterungsfunktion gibt es nicht bei der Mundatmung. Hier kommt die unreine Luft direkt in die Bronchien der Lunge.

Anfeuchtung: Die große Schleimhautoberfläche in den sechs schmalen Nasengängen hat eine weitere Schutzfunktion. Bei zu trockener Außenluft wird die Einatemluft an den feuchten Schleimhäuten und den Blutgefäßen entlang geleitet und auf diese Weise schnell und effektiv angefeuchtet. Bei der Mundatmung strömt die trockene Luft direkt in die Atemwege

Erwärmung: Das Gleiche gilt für kalte Luft. Über die große Oberfläche der Nasenschleimhäute wird die Luft gleichmäßig angewärmt und in die Lungen befördert, während bei der Mundatmung kalte Luft ohne Erwärmung direkt in die Lungen gelangt.

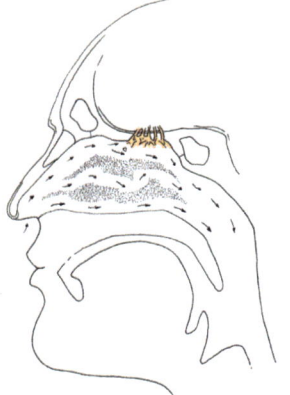

Die Nasengänge und die Riechnerven

Riechen: Sie sehen in dem Schaubild im oberen Nasengang mehrere kleine Striche. Sie sollen die Riechnerven anzeigen, die im oberen Nasengang lokalisiert sind. Das bedeutet, dass wir mit der Nasenatmung eher schlechte Luft oder ungesunde Dämpfe wahrnehmen und uns entsprechend schützen können. Auch diesbezüglich versagt die Mundatmung.

Gleichmäßige Belüftung: Besonders interessant ist, dass mit der Nasenatmung die Lunge insgesamt vollständig belüftet wird. Der Luftstrom, der durch den oberen, den mittleren und den unteren Nasengang strömt, belüftet gleichmäßig die Lunge bis in die Tiefe. Bei der Mundatmung werden eher nur die oberen Lungenanteile erreicht.

Wie ist das zu erklären? Es ist ein physikalisches Prinzip. Sie kennen es vielleicht noch aus Ihrer Kindheit: Wir haben kleine Röhrchen aus Papier oder ähnlichem Material gebastelt und dann eine Erbse oder ein kleines Papierkügelchen hindurch gepustet. Je länger das Röhrchen und je schmaler der Durchmesser des Röhrchens war, umso weiter flog die Erbse. Das heißt, je kleiner der Durchmesser ist, umso stärker ist die Strömung.

Das gleiche Prinzip findet sich in den drei Nasengängen. Die Luft strömt durch die schmalen Nasengänge, die »Rohre«, schnell, weit und tief in alle Bereiche der Lunge.

Für die Mundatmung gilt dies nicht. Hier können wir ebenfalls ein Bild heranziehen: Stellen Sie sich einen weiten Trichter vor mit einer kleinen Öffnung im Durchmesser des Pusteröhrchens. Nun blasen Sie mit der gleichen Kraft eine Erbse oder eine Papierkugel durch den Trichter. Wo landet die Erbse? Sie landet fast vor Ihren Füßen, nicht wahr?

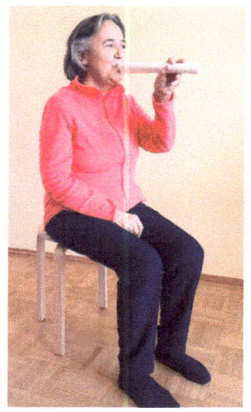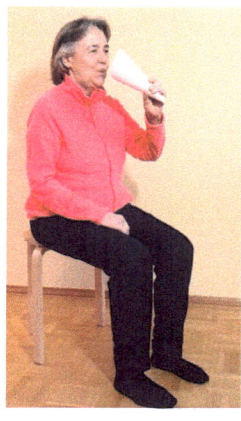

Der Unterschied zwischen der Nasen-
und Mundatmung

Bei der Mundatmung können wir uns den Mund als einen weiten Trichter vorstellen, durch den die Luft eingeatmet wird. Der Weg bis in die Lunge ist hierbei kurz. Das bedeutet, dass wir bei der Mundatmung eher nur die oberen Lungenanteile belüften.

Die physiologische Verengung in den drei Nasengängen rechts und links erzeugt zusätzlich einen Einatmungswiderstand, der einen Unterdruck und Sog im Brustkorb auslöst. Dies regt wiederum eine verstärkte Zwerchfellbewegung an und bewirkt damit eine Vertiefung der Atembewegung. Gleichzeitig wirkt die Verengung unterstützend auf die Ansaugung des venösen Körperblutes, den sogenannten venösen Rückstrom.

Die Nasenatmung hat also eine weitreichende Auswirkung auf unsere körperliche Gesundheit. Bei der Nasenatmung wird die Atemluft, die in die Lunge strömt, gereinigt, befeuchtet und belüftet. Wir schützen uns vor schädlichen Dämpfen und Gasen und durch die Atemtiefe wird die Lunge optimal belüftet. Dies alles trifft nicht für die Mundatmung zu.

Diese positiven Auswirkungen der Nasenatmung sollten uns immer wieder achtsam sein lassen, besonders auch unseren Kindern gegenüber, damit sie nicht zu »Mundatmern« werden. Kinder haben natürlicherweise öfter Erkältungen und Schnupfen mit einer verstopften Nase und atmen dann eher durch den Mund. Doch anschließend sollten wir als Erwachsene darauf achten, dass sie wieder zur Nasenatmung zurückkehren und nicht gewohnheitsmäßig weiter mit dem Mund atmen. Vergrößerte Rachenmandeln können bei Kindern ebenfalls zu vermehrter Mundatmung führen. Auch umgekehrt kann eine verminderte Atmung über die Nase zu einer Vergrößerung der Rachenmandeln führen.

Aktuelle Studien zeigen, dass die Nasenatmung auch weitreichende Wirkungen auf die Gehirnfunktionen hat. Hierauf gehe ich später in diesem Kapitel noch ein. Es ist ein weiteres Argument, achtsam auf eine konsequente Nasenatmung bei Kindern zu achten.

● **Schnarchen und Schlafapnoe**

Das Atmen durch die Nase hat also viele positive Auswirkungen auf unsere Gesundheit. Doch viele Menschen atmen im Schlaf durch den Mund. Oft ist es ihnen nicht bewusst. Sie werden nachts oder am Morgen wach und haben sehr trockene Mundschleimhäute. Die nächtliche Mundatmung kann verschiedene Ursachen haben, wie wiederkehrende Erkältungen mit einer verstopften Nase oder Verengungen des Nasenrachenraums, beispielsweise durch enge Nasengänge, Polypen und andere Verstopfungsfaktoren. Möglicherweise hat sich die Mundatmung auch als Gewohnheit eingestellt.

Das nächtliche Mundatmen erhöht zugleich das Risiko, zu schnarchen. Das Schnarchen wird durch verschiedene Faktoren beeinflusst. Hierbei kommt es zu einer Erschlaffung der Mund- und Rachenmuskulatur. Durch die Engstellen wird das umliegende Gewebe vor allem des Gaumens und des Zäpfchens durch die Atemluft in Schwingung versetzt. Das entstehende Geräusch nehmen wir als Schnarchen wahr.

Schnarchen kann auf folgende Ursachen zurückgeführt werden:
• Fehlstellung des Kiefers,
• Verengung des Rachenraums durch die Rückenlage, da hierbei die Zunge den Unterkiefer nach unten drückt,
• Erschlaffung der Rachenmuskulatur durch Alkohol, Medikamente, vor allem Schlafmittel oder Drogen,
• Verengung des Rachenraums durch Fettgewebe, zum Beispiel bei Übergewicht,
• Anschwellen der Schleimhäute des Rachenraums durch Zigarettenrauch.

Schnarchen sollte generell ärztlich abgeklärt werden, denn das Schnarchen kann auch mit einem zeitweiligen Aussetzen der Atmung, der sogenannten Schlafapnoe einhergehen. Solche Atempausen mit Atemstillstand im Schlaf können mehr als zehn Sekunden andauern und können mehrfach in der Nacht auftreten. Ein solches Schlafapnoe-Syndrom ist eine meist unerkannte Erkrankung, die auch von den Betroffenen selbst nicht als solche wahrgenommen wird. Betroffene fühlen sich untertags müde und erschöpft. Menschen mit Schlafapnoe neigen dazu, tagsüber immer wieder unwillkürlich und plötzlich für wenige Sekunden einzunicken (Sekundenschlaf). Dies kann während der Arbeit oder im Straßenverkehr gefährlich werden. In sogenannten Schlaflabors können die Länge und die Anzahl der Atemstillstände gemessen werden und entsprechende Therapiemöglichkeiten verordnet werden. Ziel der Therapie ist es, die Sauerstoffzufuhr während des Schlafes kontinuierlich zu gewährleisten. Das gelingt mit Hilfe von nasalen Atemgeräten, die mit Überdruck arbeiten. Dem Schlafenden wird dabei über eine Maske Luft zugeführt. Der erhöhte Druck verhindert, dass die erschlaffte Muskulatur den Rachenraum im Schlaf verschließt.

Ich möchte hiermit deutlich machen, wie wichtig eine Umstellung der nächtlichen Mundatmung auf die Nasenatmung ist. In den letzten Jahren sind vielfältige neue Geräte, Antischnarchhilfen und Trainingsmöglichkeiten zur Stärkung der Rachenmuskulatur entwickelt worden.

Das Entscheidende ist, dass Sie sich der Bedeutung der Atmung über die Nase bewusst sind.

Eine konsequente abendliche und morgendliche Nasenreinigung ist hierbei wichtig, um jedwede Form von Verstopfung der feinen Nasengänge zu vermeiden. Bevor ich intensiv auf die Nasenreinigung eingehe, möchte ich einige weitere Möglichkeiten für eine Umstellung auf eine erfolgreiche Nasenatmung in der Nacht aufzählen:

Geben Sie Ihrem Unterbewusstsein abends, wenn Sie schlafen gehen, den Befehl »Ich atme durch die Nase« und wann immer Sie aufwachen, sagen Sie sich »Ich atme durch die Nase«. Auch wenn es zu Beginn sehr schwierig sein mag, so wird sich Ihr Unterbewusstsein und Ihr Körper nach und nach umstellen können.

Es gibt individuell angepasste Anti-Schnarchschienen, die das Zurückfallen von Unterkiefer und Zunge in den Rachenraum verhindern. Der Mund bleibt dabei mechanisch geschlossen.

Eine sogenannte Kinnbinde, ein Baumwollgummiband soll dabei helfen, den Mund über Nacht geschlossen zu halten. Es wird mit einem Klettband am Hinterkopf befestigt. Ein breites Gummiband über der Stirn verhindert das Verrutschen.

In den letzten Jahren haben verschiedene medizinische Studien gezeigt, dass das Spielen des Musikinstrumentes Didgeridoo der australischen Ureinwohner mit ihrer speziellen einzigartigen Spieltechnik einen Trainingseffekt auf die Hals- und Rachenmuskulatur hat. Die erschlafften Muskeln sowie das Bindegewebe werden gestärkt. Das regelmäßige Spielen des Instrumentes kräftigt die Lunge und bringt zudem Freude. Es soll ebenfalls wesentlich zur Verbesserung der Schlafapnoe beitragen.

Einige Menschen leiden unter einer Verkrümmung der Nasenscheidewand und/oder einer Nasenenge. Doch je weniger dann mit der Nase geatmet wird, umso mehr werden die Schleimhäute trocken und es entstehen eher Infektionen im Nasenrachenraum. Die Nasenatmung wird immer beschwerlicher. Das Wichtigste ist, die Atmung weiterhin über die Nase zu trainieren und die Schleimhäute regelmäßig anzuregen.

Dabei ist es zunächst notwendig, dass die Nasengänge gut gesäubert und frei gehalten werden. Eine Trainingsübung für die Nasenatmung beschreibe ich am Ende dieses Kapitels. Weitere Übungen finden Sie in dem Übungsteil des Buches.

• Nasenreinigung

Ich empfehle, die Nase regelmäßig morgens und abends zu reinigen, so wie wir regelmäßig Zähne putzen. Auch wenn es merkwürdig klingt, möchte ich Ihnen einen kleinen Hinweis zum richtigen Nasenputzen geben:

Wir sollten beim Nasenschnäuzen darauf achten, nicht zu viel Druck im Kopf aufzubauen. Der Druck geschieht immer dann, wenn wir die Schultern mit hochziehen, auch wenn es nur wenig ist. In diesem Fall bauen wir Druck vom Schulterbereich in den Kopf auf. Das kann zu starken Kopfschmerzen führen. Zugleich kann es geschehen, dass Verunreinigungen, Bakterien oder Viren im Nasenrachenraum in die Nasennebenhöhlen gedrückt werden und dort Infektionen auslösen. Die Stirn-, Kiefer- und Keilbeinhöhlen und die Siebbeinzellen sind über kleine Verbindungskanälchen mit den Nasengängen verbunden.

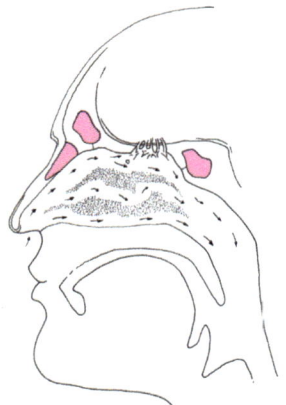

Die Nasengänge und die Nasennebenhöhlen

Günstig ist es daher, den Druck von unten, von den Bauchmuskeln her aufzubauen und nicht von den Schultern. Bei der Nasenreinigung sollten wir mit dem Taschentuch ein Nasenloch zuhalten und beim Schnauben den Bauch einziehen. Wir können auch eine Hand auf den Bauch legen und die Bauchdecke beim Schnäuzen hineindrücken. Die Kraft zum Nasenschnauben kommt von den Bauchmuskeln. Die Schultern bleiben unten.

Vielleicht haben Sie schon einmal die Kumpels im Bergbau gesehen, wenn sie von Untertage nach oben kommen. Sie stellen sich vorgebeugt hin, halten einen Finger an ein Nasenloch und schnauben allen Dreck hinaus – manchmal so laut wie das Trompeten eines Elefanten. Sie kennen es auch bei Fußballspielern und bei anderen Sportarten. Diese Form des Ausschnaubens ist nicht hygienisch, aber das Prinzip des Schnaubens ist sehr gesund. Vorgebeugt wird der Druck automatisch aus dem Bauch aufgebaut und die Nasengänge werden gründlich gesäubert. Das Nasenputzen mit einem Taschentuch und dem Druckaufbau aus dem Bauch ist natürlich hygienischer.

Die tägliche Nasenreinigung

Ich empfehle eine tägliche Nasenreinigung morgens und abends. Beugen Sie sich ein wenig über das Waschbecken, schließen ein Nasenloch und schnauben mit dem anderen Nasenloch aus. Durch das Vorgebeugt-Sein kommt die Kraft aus dem Bauch. Die Nase wird gut gereinigt. Zugleich ist der Vorgang hygienisch.

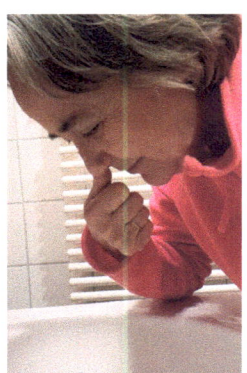

Nasenreinigung über dem Waschbecken

Wenn es angenehm ist, können Sie die Nasenflügel mit ein wenig Wasser benetzen, halten ein Nasenloch zu und schnauben dann kräftig aus. Dann ist das Schnäuzen leichter. Kinder können es über die Badewanne gebeugt tun. Einige Menschen benutzen auch eine Nasendusche, mit der die Nasengänge gut durchgespült werden. Nasenspülungen befreien die Nase von Schleim und Sekret und helfen vor allem bei Schnupfen und Allergien. Schwache Salzlösungen, die als Nasenspülungen verwendet werden oder Dampfbäder regen die Arbeit der Schleimhäute an, steigern die Aktivität der Flimmerhärchen und unterstützen das Hinausbefördern der Sekrete.

Ich möchte Ihnen einen kleinen Tipp geben, wenn Sie eine verstopfte Nase haben. Diese Massage ist insbesondere hilfreich, wenn Sie sie bei Säuglingen oder Kleinkindern machen.

Legen Sie sanft beide Zeigefinger rechts und links an die Nasenwurzel zwischen den Augenbrauen, ein wenig in die Augenhöhlen. Nun massieren Sie diese beiden Punkte in kleinen kreisenden Bewegungen – in die eine Richtung und die andere Richtung. Das Sekret kann nun besser abfließen.

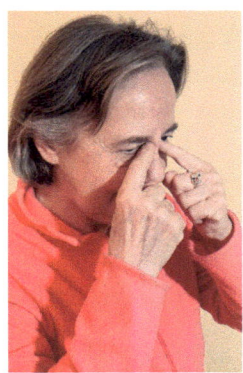

Massage an der Nasenwurzel

● Einfluss der Nasenatmung auf die Gehirnfunktionen

Die regelmäßige Atmung über die Nase hat zudem weitreichende Wirkung auf unsere Gehirnfunktionen.

Durch die gleichmäßige Aus- und Einatmung über die Nase werden die Riechnerven im oberen Nasengang angeregt. Bekannt ist, dass der Geruchssinn in unserer Nase eng mit dem limbischen System unseres Gehirns verbunden ist, in dem das Gefühlsleben verankert ist. Sie kennen die Redewendungen, »Ich kann jemanden nicht riechen« oder »Eine Person riecht gut«. Unsere erste Reaktion auf Gerüche ist also sehr schnell, unbewusst und vor allem emotional.

Neuere Studien an der Medizinische Fakultät Heidelberg zeigen weitere positive Wirkungen des gleichmäßigen Aus- und Einatmens über die Nase auch auf unsere Denkfähigkeit. Wer gezielt durch die Nase atme, so die Hirnforscher, könne dadurch seine Aufmerksamkeit und seine Gedächtniskapazität trainieren und seine Denk- und Konzentrationsleistungen verbessern. Der Effekt sei beruhigend und belebend zugleich. In den Studien wird vor allem auf die Atemübung der »Wechselatmung« im Pranayama, der Atemkunde des Yoga aus Indien, Bezug genommen. Hierbei wird systematisch jeweils durch das eine und dann durch das andere Nasenloch geatmet. Die Übung der »Wechselatmung« wird im Übungsteil dieses Buches näher beschrieben. Erfahrungen zeigen, dass wir grundsätzlich verstärkt über nur ein Nasenloch atmen. Die Aktivität der Nasenlöcher unterliegt einem circa 90 Minuten-Zyklus. Ein Nasenloch ist jeweils durch die Schwellung der Schleimhäute enger und das andere weiter. Dies ändere sich zyklisch.

Durch welches Nasenloch atmen Sie? Halten Sie einen Moment inne und beobachten Sie, durch welches Nasenloch Sie gerade verstärkt atmen. Achten Sie auch im Laufe des Tages darauf. Es wechselt in einem regelmäßigen Rhythmus.

Es wurde in Messungen festgestellt, dass das jeweils offenere Nasenloch mit einer stärkeren Gehirnaktivität in der andersseitigen Hirnhälfte einhergeht. Strömt durch das rechte Nasenloch mehr Luft ein, so ist die linke Gehirnhälfte aktiver und umgekehrt. Dies war bereits in der jahrtausendealten Kultur des Yoga in Indien bekannt. Die Wechselatmung und verschiedene Atem- und Meditationstechniken wurden in dem Wissen angewendet, dass das Atmen durch die Nase die Konzentrationsfähigkeit und das Reaktionsvermögen verbessert und sich die Nasenatmung allgemein positiv auf das Wohlbefinden auswirkt.

Zusammenfassend kann ich gar nicht genug die Wichtigkeit der Nasenatmung für unsere Gesundheit hervorheben. Die Atmung über die Nase bewirkt, dass die Atemluft, die wir einatmen, gereinigt, befeuchtet und erwärmt wird. Sie schützt damit die Bronchien und die Lunge und stärkt unser Immunsystem. Sie bewirkt, dass die Lunge optimal belüftet wird. Sie unterstützt eine sanfte und vertiefte Atembewegung, die alle Organe anregt. Sie hat zugleich positiven Einfluss auf unser Gedächtnis und auf unsere Denk- und Empfindungsfähigkeit.

Verfolgen wir achtsam den fließenden Atemstrom über die Nase, den Nasenrachenraum bis tief in die Lungen, dann lässt sich in der Atmung eine Weite und eine innere Freiheit gewinnen. Es kann sich ein Gefühl einstellen, keine Begrenzungen, sondern freien weiten Raum zum Atmen zu haben.

Die regelmäßige Aus- und Einatmung über die Nase stärkt unsere Gesundheit und trägt zu einer inneren Balance und insgesamt einem körperlichen, geistigen und seelischen Wohlbefinden bei!

Ich möchte Ihnen zum Schluss eine kleine Übung zur Nasenatmung vorstellen. Nehmen Sie sich, wenn möglich, ein bis zwei Mal am Tag Zeit und machen diese Atemübung am offenen Fenster oder draußen in freier Natur, zum Beispiel im Wald. So nehmen Sie an der frischen Luft viel Kraft und Energie auf.

• Übung: Durch ein Nasenloch atmen

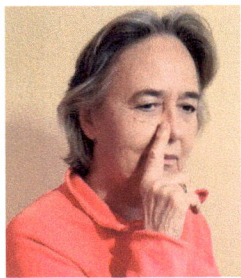 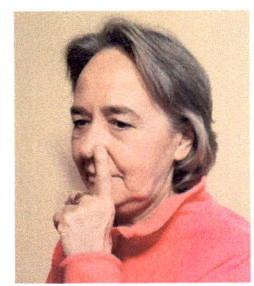

rechtes Nasenloch zuhalten   *dann*   *linkes Nasenloch zuhalten*

Legen Sie den Zeigefinger Ihrer rechten Hand sanft an den rechten Nasenflügel, in der Weise, dass die Nase nicht verkrümmt ist und dass es angenehm ist. Atmen Sie nun mit dem linken Nasenloch aus und lassen die Einatmung auch über das linke Nasenloch einströmen, mehrere Atemzüge  hintereinander. Stellen Sie sich vor, dass die Schleimhäute in den Nasengängen gut angeregt werden und die Flimmerhärchen aktiviert werden. Sie verfolgen den Einatemstrom weit über den Nasenrachenraum bis in die tiefen Lungenanteile. Genießen Sie die Atmung mindestens fünf Atemzüge oder länger.

Nehmen Sie die Hand wieder hinunter und spüren Sie nach. Bemerken Sie einen Unterschied der Atmung durch die Nase?

Dann wechseln Sie.

Legen Sie den linken Zeigefinger an den linken Nasenflügel, verschließen es sanft und atmen mit dem rechten Nasenloch aus und ein. Genießen Sie die Atmung wiederum fünf Atemzüge oder auch länger. Dann nehmen Sie Ihre Hand wieder hinunter.

Beobachten Sie nun, wie sich Ihre Atmung über die Nase verändert hat. Die Atmung ist vielleicht freier, weiter, leichter und tiefer geworden. Genießen Sie Ihre ruhigen gleichmäßigen Atemzüge.

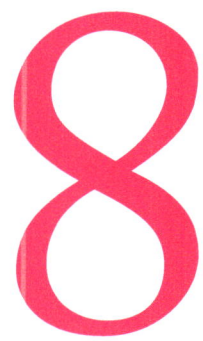

Atemtechniken
in Atemnotsituationen

Zwei Atemtechniken können uns in
Atemnotsituationen helfen:
Die Lippenbremse und
atemerleichternde Positionen.

Der bewusste Einsatz der Ausatmung hilft in Atemnotsituationen.

Das Erlernen der Atemtechniken bringt Sicherheit, in Atemnotsituationen sich selbst helfen zu können.

Um das Wichtigste gleich vorwegzunehmen:

Bei Atemnot ist das Ausatmen mit dem Mund durch eine Verengung, auch Stenose genannt, hilfreich, um die Atemwege offen zu halten.

In diesem Kapitel stelle ich Ihnen Atemtechniken vor, die Sie in Atemnotsituationen anwenden können. Atemnot kann in sehr unterschiedlichen Situationen auftreten.

Für Menschen mit einer Atemwegserkrankung oder einer Herzerkrankung mit immer wiederkehrender Atemnot ist es sehr beruhigend zu wissen, sich selber in akuten Notsituationen helfen zu können. Die Kenntnis über die Atemtechniken gibt nicht nur ihnen selbst Sicherheit, sondern auch den Angehörigen oder helfenden Personen. Diese fühlen sich selber weniger hilflos und können den Betroffenen eine Unterstützung geben, indem sie auf die Atemtechniken hinweisen. Angehörige oder helfende Personen können am besten die Atemtechniken mitanwenden. Sie dienen gleichzeitig der eigenen Beruhigung.

Neben den Atem- und Beruhigungstechniken, die ich hier vorstelle, dürfen natürlich die Notfallmedikamente nicht vergessen werden.

Der medizinische Begriff für Atemnot ist Dyspnoe. Die Ursache von Dyspnoe ist eine Verengung der Atemwege, die vor allem bei Lungen- und Herzerkrankungen auftreten kann. Die Ursachen sind unbedingt ärztlich abzuklären. Im Akutfall ist der Notarzt oder der Rettungsdienst zu rufen. Doch auch bei starker Aufregung, bei hoher Stressbelastung oder bei einem plötzlichen Erschrecken kann akute Atemnot auftreten. Sie löst ein Gefühl der Angst aus und kann bis zur Panik führen. Es ist meist ein Gefühl »keine Luft mehr zu bekommen«.

Das Grundproblem bei auftretender Atemnot ist, dass sich die Atemwege, die Bronchien aus unterschiedlichen Gründen, sei es allergisch, entzündlich oder nervös bedingt, zusammenziehen und die Luft nicht mehr frei aus- und einströmen kann. Bei Menschen mit einer obstruktiven Lungenerkrankung, COPD oder auch chronische Bronchitis genannt, tritt die Atemnot aufgrund einer krankhaften Verengung der Atemwege auf.

Mögliche Ursachen der Verengung können angeschwollene Schleimhäute in den Bronchien, eine gesteigerte Schleimproduktion oder eine verkrampfte Bronchialmuskulatur sein. Ursache kann auch eine bronchiale Hyperreagibilität, eine generelle Überempfindlichkeit der Bronchien sein, die zu Atemnot oder auch Husten führt. Oft tritt sie in Verbindung mit Allergien auf.

In allen Fällen der Atemnot können die hier aufgezeigten Techniken der »Lippenbremse« und der »atemerleichternden Positionen« genutzt werden.

Atemtechnik: Die Lippenbremse

Als Lippenbremse, auch dosierte Lippenbremse genannt, wird eine spezielle Atemtechnik in der Lungenheilkunde bezeichnet, bei der über locker aufeinanderliegenden Lippen ausgeatmet wird. Die Einatmung geschieht über die Nase.

● Atemtechnik: Die Lippenbremse

Die Atemtechnik der Lippenbremse kann auch, ohne von Atemnot betroffen zu sein, immer und überall angewendet werden. Sie beruhigt die Atmung. Sie verlangsamt und vertieft sie. Die Einatmung geschieht durch die Nase.

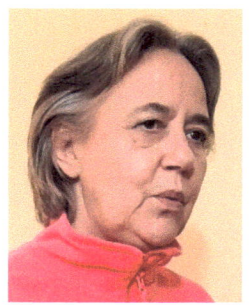

● Übung: Die Lippenbremse

Sie atmen mit dem Mund aus. Dazu legen Sie die Lippen weich aufeinander und lassen die Luft mit einem sanften »w« ausströmen. Das bedeutet, dass Sie über eine leichte Stenose/Verengung ausatmen. Warten Sie den Impuls zur Einatmung ab und lassen die Atemluft über die Nase, den Nasenrachenraum bis tief in die Lungen wieder einströmen.

Nun atmen Sie wieder mit einem weichen »w« aus und warten ab, bis der nächste Einatemimpuls erfolgt.

Üben Sie keinen Druck aus. Atmen Sie nicht »bis zum Ende« aus, damit Sie nicht in eine Pressatmung kommen. Sie sollten dabei auch nicht die Wangen aufblasen. Das erzeugt Spannungsgefühle im Brustkorb.

Die Ausatmung ist immer Entspannung. Sagen Sie sich innerlich mit jedem Ausatemzug: »Ich bleibe ganz ruhig.« Lassen Sie die Schultern entspannt nach hinten unten fallen.

Führen Sie die Atmung in dieser Weise jetzt beim Lesen weiter. Diese Atemtechnik kann auch, ohne von Atemnot betroffen zu sein, immer und überall angewendet werden. Sie beruhigt die Atmung. Sie verlangsamt und vertieft sie. Sie fördert zugleich einen gleichmäßigen Atemrhythmus und eine angenehme Atemtiefe. Falls Sie gähnen möchten, lassen Sie den Gähnimpuls zu, der einen tiefen Atemzug auslöst. Ein ausgiebiges Gähnen, das ich am Ende des Übungskapitels näher beschreibe, verstärkt eine tiefe Atmung. Es führt zur Dehnung und Entspannung des Körpers und belebt vor allem im Zwerchfellbereich und erfrischt insgesamt.

Die Wirksamkeit der Ausatmung mithilfe der Lippenbremse

Bei einer Atemnot haben Betroffene subjektiv das Gefühl, keine Luft mehr zu bekommen. Sie sagen: »Ich ringe nach Luft« oder »Ich bekomme keine Luft mehr.« Sie empfinden, dass sie nicht schnell oder tief genug einatmen können. Je mehr sie versuchen, einzuatmen, umso enger wird es im Brustkorb. Der Brustraum ist wie zugeschnürt in dem Empfinden, es geht nichts mehr »rein noch raus«.

Tatsächlich sind die Atemwege verengt und die Lunge aufgebläht. In dieser Situation ist es dringend notwendig, auszuatmen und die Lunge zu entblähen und nicht noch mehr einzuatmen. Die Einatmung vergrößert die Überblähung der Lunge und verstärkt den Druck im Brustraum.

Die Wirksamkeit der Lippenbremse

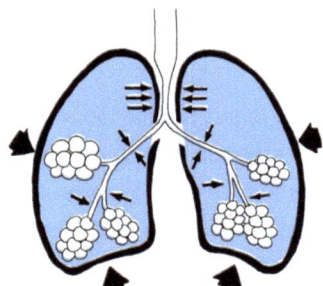 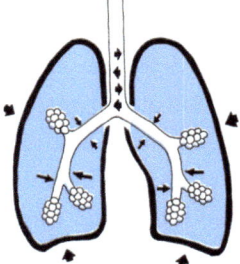

Atemnot ohne Lippenbremse
Verengung der Atemwege
Lunge überbläht

Ausatmung mit Lippenbremse
Weithalten der Atemwege
Lunge entbläht

Der Grundsatz lautet: In der Atemnot ist es wichtig auszuatmen, damit die Atemwege weit bleiben, sich die Lunge entblähen kann und neue Luft einströmen kann.

Die Ausatmung ist besser über den Mund zu steuern als über die Nase, die unser eigentliches Atmungsorgan ist. Bei der Ausatmung über die Lippenbremse werden die Atemwege automatisch offen gehalten. Dies geschieht dadurch, dass die Luft etwas abgebremst wird und so ein Widerstand aufgebaut wird, der wiederum einen leichten Gegendruck erzeugt, der sich von den oberen bis in die unteren Atemwege fortsetzt und so die Bronchien bis in die kleinsten Bronchiolen weit hält. In der Folge kann die Atemluft besser aus der Lunge ausströmen und dann auch wieder einströmen. Mit der Steuerung der Ausatmung über die Lippenbremse kann sich die Lunge entblähen und Verengungen in den Bronchien werden vermieden.

In der Atemtherapie für Lungenkranke wird für diese Atemtechnik der Begriff »PEP« verwendet. Er steht für den englischen Begriff »positive exspiratory pressure« – übersetzt: Ausatmung gegen einen positiven Druck beziehungsweise gegen einen Widerstand. Verschiedene Atemtrainingsgeräte nutzen diesen PEP-Effekt, um zusätzlich die Ausatemmuskulatur zu trainieren.

● Übung: Lippenbremse bei starker plötzlicher Atemnot

Wenn die Atemnot zu stark ist, zum Beispiel in Paniksituationen, ist es hilfreich, mit dem Mund wie eine Lokomotive mit »pf, pf, pf« stoßweise die Luft auzusatmen. Lassen Sie die Einatmung über die Nase einströmen.
Die Einatmung über die Nase ist wichtig (siehe Kapitel »Nasenatmung«). Sie erreichen mit dieser Technik, dass Sie gezielt die Überblähung der Lunge reduzieren können und sich die Atmung mehr und mehr beruhigt, verlangsamt und vertieft.

Zusammenfassend bedeutet die Anwendung der Lippenbremse:

• Die Ausatmung ist gut über den Mund steuerbar.

• Die Atemwege werden weit gehalten.

• Die Lunge entbläht sich.

• Die Einatmung kann über die Nase einströmen.

• Die Ausatmung wirkt insgesamt beruhigend.

Präventiver Einsatz der Lippenbremse vor allem bei wiederkehrender Atemnot

Insbesondere für Lungenkranke und Menschen mit immer wiederkehrender Atemnot ist es wichtig, die Lippenbremse frühzeitig einzusetzen, um akute Atemnot zu vermeiden. Jede Form der Atemnot bedeutet Druck in der Lunge und damit auf die kleinen empfindlichen Lungenbläschen.

Jede körperliche und seelische Belastung, jegliche Form von Wechsel, zum Beispiel von Kälte in Wärme und umgekehrt, vom Liegen ins Sitzen und Stehen und umgekehrt kann zu beklemmender Atemnot führen. Auch kann Atemnot als Reaktion auf unspezifische Auslöser wie kalte Luft, Nebel, Rauch, Küchendünste, Parfüm, Wetterwechsel auftreten. Wer schon einmal unter Luftnot gelitten hat, kennt das damit einhergehende Gefühl der Angst zu ersticken. Sie kann Panik auslösen. In diesen Situationen ist es schwierig, einen »klaren Kopf« zu behalten. Es gilt, solche Situationen zu vermeiden oder präventiv die Lippenbremse einzusetzen, um die Atemnot nicht zu verschlimmern.

Dafür ist es wichtig, die Atemtechnik der Lippenbremse vorbereitend zu üben, um sie frühzeitig oder in einer akuten Notsituation automatisiert anwenden zu können. Wir können es vergleichen mit dem Erlernen des Autofahrens. Am Anfang wissen wir nicht, wo die Bremse, die Kupplung und das Gaspedal ist. Später bedienen wir alle drei »wie im Schlaf«. So sollte auch die Lippenbremse eingeübt werden und automatisch bei körperlichen oder psychischen Belastungen und in Stresssituationen angewendet werden. Ihr Einsatz kann vorbeugend eine stärkere Atemnot vermeiden.

Das Wissen um die Bedeutung dieser Atemtechnik, die Kenntnis ihrer Anwendung und das regelmäßige Üben gibt Sicherheit. Diese Sicherheit sollte auch mental verstärkt werden, indem wir uns innerlich sagen: »Ich bleibe ganz ruhig«. Es sollte zugleich jegliche Aktivität verlangsamt werden, damit die Atmung sich beruhigt.

Ich möchte eine weitere kleine Übung vorstellen. Das Ausatmen mit einem Strohhalm ist ebenfalls eine hilfreiche Atemtechnik bei Atemnot und zugleich ein weiteres Atemmuskeltraining.

Kürzlich rief mich die Ehefrau eines atemwegserkrankten Patienten an. Ihr Mann hatte verstärkt immer wiederkehrende Atemnot. Ihr fiel mein Tipp mit dem Strohhalm ein. Um die Atemwege offen zu halten, benutzte er nicht nur die Lippenbremse, sondern griff auch zu einem kleinen Strohhalm, um über den Strohhalm als Stenosehilfe auszuatmen. Es half ihm sehr. Eine andere Patientin erzählte, dass sie einen kleinen Strohhalm, trocken und geschützt, immer bei sich hat und ihn im Auto, in der Küche, im Wohnzimmer nutzt. So kann sie tagsüber zugleich ihre Atemmuskulatur trainieren.

Die Ausatmung mit dem Strohhalm ist eine verlängerte Stenose / Verengung und bewirkt, die Atemwege weit zu halten. Dadurch wird länger und langsamer ausgeatmet. Ein ruhiger Atemrhythmus kann sich einstellen.

Vorbereitung: Nehmen Sie einen Strohhalm und schneiden sich ein kürzeres Stück ab. Der Strohhalm sollte nicht zu lang sein und auch einen nicht zu geringen Durchmesser haben. Beides bewirkt einen zu starken Widerstand und eine mögliche Überforderung.

● Übung: Ausatmen mit einem Strohhalm

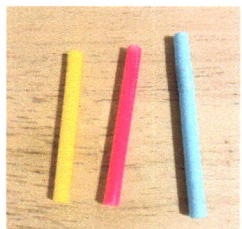 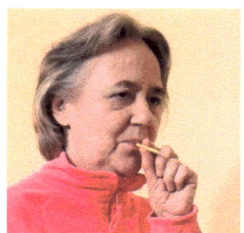

Ausatmung mit Strohhalm

Legen Sie das Strohhalmstück locker zwischen Ihre Lippen und schließen Sie die Lippen leicht um den Strohhalm. Lassen Sie die Luft entspannt durch den Strohhalm ausströmen. Pressen Sie die Luft nicht mit Kraft heraus. Atmen Sie nicht bis zu Ende aus, damit Sie nicht in eine Pressatmung kommen.

Lassen Sie sich Zeit, bis die Einatemluft sanft durch die Nase wieder von alleine einströmt.

Genießen Sie diese ruhigen regelmäßigen Atemzüge. Atmen Sie über den Strohhalm aus und über die Nase ein.

Setzen Sie die Atemtechnik in Situationen ein, in denen Sie das Gefühl haben, schwerer Luft zu bekommen und nicht durchatmen zu können. Sie können sie auch als tägliches Trainingsprogramm für die Atemmuskulatur anwenden.

Aus hygienischen Gründen entsorgen oder reinigen Sie den Strohhalm regelmäßig nach dem Gebrauch. Bewahren Sie die Strohhalme trocken und geschützt auf, so dass sie nicht verunreinigt werden.

Atemnot beim Treppensteigen

Das Treppensteigen ist für viele Atemwegskranke häufig eine besondere Belastung. Auch bei anderen Erkrankungen oder im Alter kann Treppensteigen eine Qual werden. Hier ist die Anwendung der Lippenbremse eine Hilfe. Generell kann sie bei körperlicher Belastung eingesetzt werden. Sie ist wirkungsvoll in den Situationen, in denen Sie außer Atem kommen, wie zum Beispiel beim Tragen von schweren Einkaufstaschen, beim Heben oder Abstellen von Wasserkästen oder anderer schwerer Gegenstände. In dem Kapitel »Die Bedeutung der Ausatmung« ist dies ausführlicher beschrieben.

Ich möchte zum Thema »Treppensteigen« eine kleine Geschichte erzählen:

Ich führe in einer Arztpraxis Einzelbehandlungen in Atemtherapie durch. Die Praxisräume liegen jedoch im ersten Stock und es gibt keinen Aufzug. Zum ersten Termin der Behandlung einer Patientin mit einer Lungenerkrankung kam der Ehemann in die erste Etage hoch und meinte, dass es wohl mit der Behandlung nichts werde, da seine Frau so stark erkrankt sei und daher keine Treppen mehr steigen könne. Ich sagte: »Lassen Sie es uns versuchen!« Ich ging hinunter zu der Ehefrau und zeigte ihr zunächst die Atemtechnik der Lippenbremse. Dann stellte ich auf das Zwischenplateau einen Stuhl. Nun bat ich die Dame, in der Ausatmung mithilfe der Lippenbremse zwei Stufen zu gehen, dann stehen zu bleiben und die Einatmung kommen zu lassen, dann wieder zwei Stufen mithilfe der Lippenbremse zu gehen, stehen zu bleiben und die Einatmung kommen zu lassen.Und so ging ich mit der Dame bis in den ersten Stock. Auf dem Zwischenplateau blieb sie auf dem Stuhl sitzen, bis sie wieder ruhig atmete und dann ging es weiter. Können Sie sich vorstellen, wie glücklich das Ehepaar war! Sie kamen beide noch viele Jahre in meine Atemtherapiekurse.

Treppensteigen bei starker Atemnot

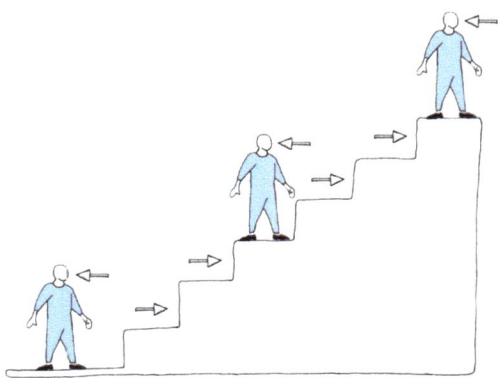

Treppensteigen bei starker Atemnot

Bei starker Atemnot steigen Sie die Stufen nur in der Ausatmung mit zur Hilfenahme der Atemtechnik der Lippenbremse. In der Einatmung bleiben Sie stehen.

So kommen Sie oben an, ohne aus der Puste zu kommen. Beim Treppensteigen sollte jegliche Überanstrengung vermieden werden. Dies gilt auch für andere Steigungen oder Anhöhen / Berge.

● Übung: Treppensteigen bei starker Atemnot

Bleiben Sie vor der Treppe stehen und atmen ruhig.

Beginnen Sie das Treppensteigen mit der Ausatmung und gehen ein, zwei, maximal drei Stufen mit der Lippenbremse ausatmend.

Bleiben Sie dann stehen und atmen über die Nase ein.

Gehen Sie wieder ein, zwei, maximal drei Stufen mit der Lippenbremse ausatmend.

Bleiben Sie wieder stehen und die Einatmung erfolgt über die Nase.

Gehen Sie in dieser Weise weiter.

Treppensteigen bei geringen Atembeschwerden

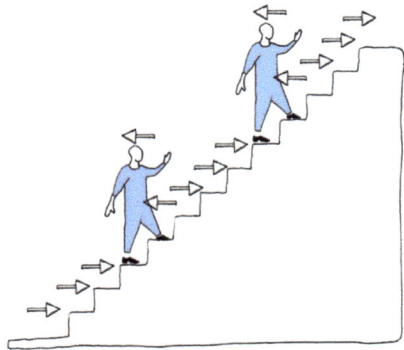

Treppensteigen bei geringer Atemnot

Hierbei gehen Sie die Treppenstufen ohne Stehen zu bleiben bewusst in Ihrem Atemrhythmus mithilfe der Lippenbremse.

● Übung: Treppensteigen bei geringen Atembeschwerden

Bleiben Sie vor der Treppe stehen und atmen ruhig.

Beginnen Sie das Treppensteigen mit der Ausatmung.

Gehen Sie in der Ausatmung mithilfe der Lippenbremse drei bis fünf Stufen.

Gehen Sie nun weiter in der Einatmung zwei bis vier Stufen. Die Einatmung erfolgt über die Nase.

Gehen Sie weiter in der Ausatmung wieder drei bis fünf Stufen mithilfe der Lippenbremse.

Gehen Sie ohne Stehenzubleiben achtsam und bewusst in Ihrem Atemrhythmus weiter.

Achten Sie auf einen regelmäßigen Atemrhythmus und ein mäßiges Tempo, das Sie bis zuletzt einhalten können.

Tritt dennoch Atemnot auf, bleiben Sie stehen, atmen mithilfe der Lippenbremse aus, lassen den Atem sich beruhigen und gehen in noch ruhigerem Tempo weiter.

Atemerleichternde Positionen

In Atemnotsituationen ist es hilfreich, eine atemerleichternde Position einzunehmen. Meist machen Sie dies automatisch richtig. Sie stützen zum Beispiel Ihre Arme auf einem Tisch oder einer Kommode ab. Sie kennen es vielleicht auch von Menschen bei einem Marathonlauf, die sich, wenn sie außer Puste im Ziel ankommen, mit ihren Händen auf den Oberschenkeln abstützen.

Diese Haltung dient dazu, den Brustkorb zu entlasten. Gerade in Atemnot verspannen sich die Schulter- und Nackenmuskeln stark und drücken auf den Brustkorb und behindern die Atmung. Die atemerleichternden Positionen haben das Ziel, den Brustkorb zu entlasten, wobei der Schulterbereich festgehalten wird.

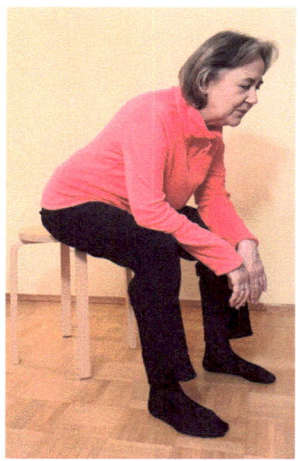

Kutschersitzhaltung

Die sogenannte Kutschersitzhaltung findet am häufigsten Anwendung bei Atemnot. Setzen Sie sich auf die Vorderkante des Stuhls und stützen sich mit den Unterarmen auf den Oberschenkeln ab. So wird der Brustkorb entlastet. Wichtig ist, dass der Rücken gerade bleibt und die Bauchdecke sich entspannen kann. Sie atmen mithilfe der Lippenbremse aus. Die Atmung kann sich vertiefen und beruhigen.

Es gibt weitere mögliche entlastende Positionen im Sitzen und im Stehen. Es sollte dabei darauf geachtet werden, den Rücken gerade zu halten, damit der Brustkorb und der Bauchraum sich ausdehnen können.

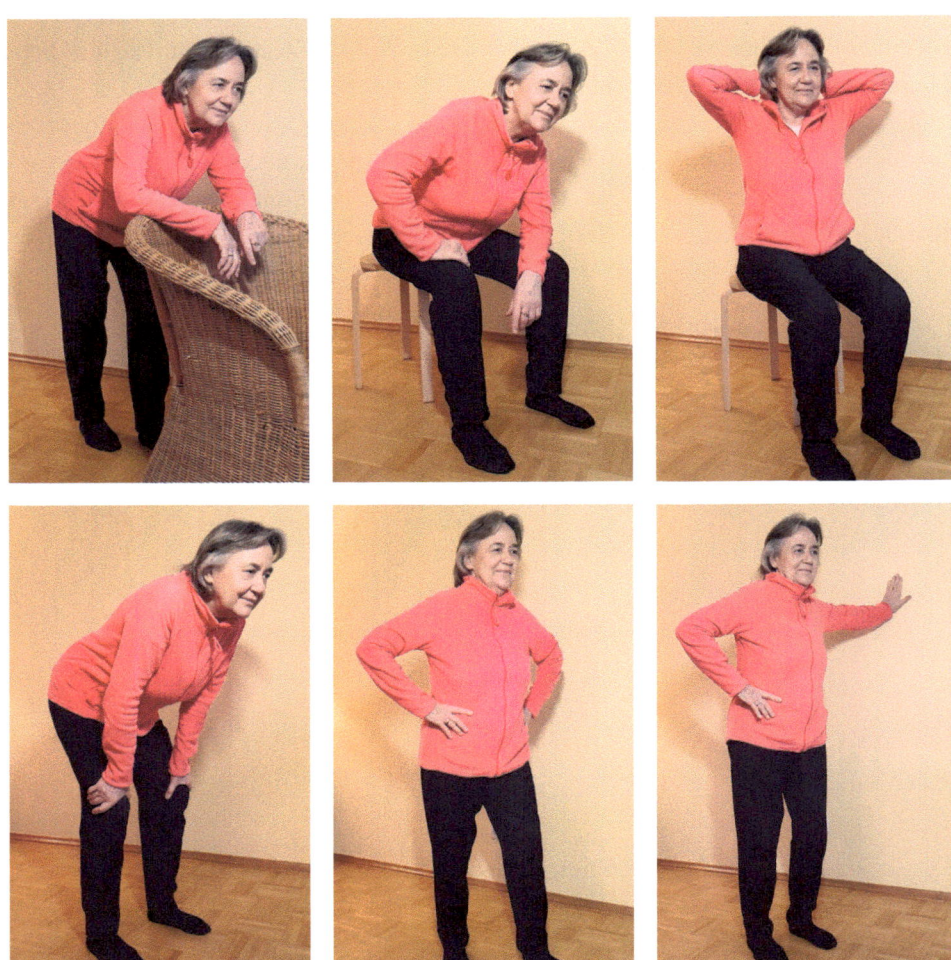

Atemerleichternde Positionen

So möchte ich Sie zum Abschluss ermutigen, die Atemtechniken in Atemnotsituationen zu nutzen. Es sind sehr einfache, jederzeit und überall anzuwendende Möglichkeiten, die Atmung zu beruhigen und einen gleichmäßigen und ruhigen Atemrhythmus wiederherzustellen.

Das Wissen, dass Sie die Atemtechniken beherrschen, wird dazu beitragen, Ihnen Sicherheit zu geben und Ruhe zu bewahren.

9

Hustentechniken

Husten bedeutet auch immer
Hustendisziplin.

Wie husten wir richtig? Die Bauchstütze und das Huffing (Abhauchen)

Produktiver Husten: Wie können wir gut abhusten?

Reizhusten: Tipps und Tricks, um Reizhusten zu vermeiden

Grundsätzlich ist das Husten ein wichtiger Schutzmechanismus unseres Körpers, um Schadstoffe, Krümel, Staubpartikel oder Schleim aus den Atemwegen zu entfernen. Es gibt spezielle Hustenrezeptoren. Sie sind wie kleine Fühler, die an verschiedenen Stellen der Atemwege liegen und auf bestimmte Reize reagieren und den Hustenreflex auslösen. Sie befinden sich unter anderem in den Epithelzellen des Rachens, des Kehlkopfes, der Luftröhre und der Bronchien. Sie können beispielsweise durch Schleimansammlungen bei einer Erkältung gereizt werden. Wenn dies geschieht, werden Signale an das Gehirn übermittelt, das daraufhin den Hustenreflex auslöst. Starker Husten kann die Hustenrezeptoren überreizen, so dass diese immer schneller reagieren. Neben dieser unwillkürlich ablaufenden Reaktion kann aber auch absichtlich gehustet werden.

Das Husten verlangt dem Körper eine Höchstleistung ab. Dabei wird die Zwerchfellmuskulatur zu kräftiger, ruckartiger Arbeit veranlasst, was im Brustkorb zu starken Druck- und Spannungsverhältnissen führen kann. Daher ist es ratsam, achtsam und richtig zu husten.

● **Wie husten wir richtig? Die Bauchstütze und das Huffing (Abhauchen)**

Ich möchte Ihnen zunächst zwei Hustentechniken vorstellen, die bei einem normalen Hustenreflex, bei einem Husten mit starker Schleimbildung oder einem Reizhusten, angewandt werden sollten.

Die Bauchstütze

Die erste Hustentechnik ist das Husten mit der sogenannten Bauchstütze. Sekrete und Schadstoffe müssen mit Hilfe der Kraft des Hustens von unten nach oben befördert werden. Vermehrter Schleim setzt sich zuerst entsprechend der Schwerkraft in den unteren Lungenanteilen ab. Bei der Hustentechnik der »Bauchstütze« kommt die Kraft zum Husten von unten, indem die Bauchdecke eingezogen und hineingedrückt wird.

Fälschlicherweise werden meist gewohnheitsmäßig und unbewusst beim Husten die Schultern hochgezogen. Hierdurch wird die Kraft zum Husten aus dem Schulterbereich aufgebaut. Es entsteht ein Druck nach oben in den Kopfraum und nach unten in den Brustraum. Die Stimmbänder werden dabei stark gereizt, was zu weiterem Husten führen kann. Mit der Hustentechnik der Bauchstütze entsteht kein übermäßiger Druck im Kopfraum. Auch der Schleim oder andere Partikel können schonend und effektiv von unten nach oben befördert werden und abgehustet werden.

Das Huffing (Abhauchen)

Die zweite Hustentechnik wird Huffing genannt. Huffing ist der englische Fachbegriff für Abhauchen. Beim Huffing geben wir beim Husten kleine Huffs ab. Wir öffnen ein wenig den Mund und husten, als wollten wir im Winter an eine Scheibe hauchen. Dabei erfolgt der Husten tief von unten mit der Bauchstütze.

Durch die Hustentechnik des Huffings werden die Bronchien und auch die Stimmbänder geschont. Die Stimmritze bleibt offen. Durch falsches Husten zieht sich die Stimmritze zusammen und die Stimmbänder werden gereizt und angespannt. Dies wirkt zusätzlich verstärkend auf den Husten.

• Anleitung: Husten mit der Bauchstütze und Huffing

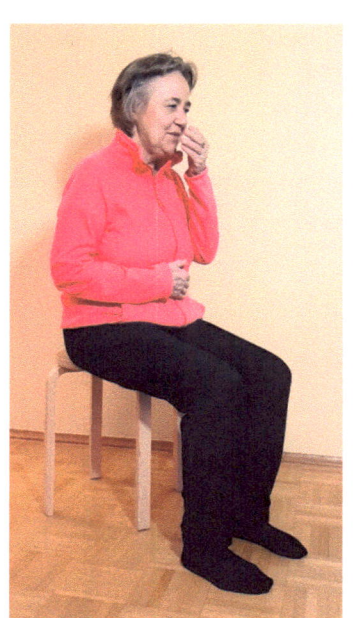

Legen Sie eine Hand auf den Bauch. Die andere Hand halten Sie vor den Mund und geben kleine Huffs ab, so als wollten Sie eine Scheibe anhauchen! Sie können aus hygienischen Gründen auch in die Armbeuge husten. Gleichzeitig ziehen Sie beim Husten den Bauch ein. Sie können mit der Hand die Bauchdecke unterstützend eindrücken.

Durch das Anspannen der Bauchmuskeln bauen Sie die Kraft zum Husten von unten auf. Sie spüren, dass Ihre Stimmbänder locker und entspannt bleiben.

Vermeiden Sie das Hochziehen der Schultern und den Druckaufbau nach oben in den Kopf und nach unten in den Brustraum. Vermeiden Sie eine gekrümmte Haltung mit Rundrücken.

Falsch ist es, beim Husten den Mund zu schließen und den Druck nach innen zu richten.

• Husten bei produktivem Husten

Der Husten mit Schleimbildung wird produktiver Husten genannt. Die Anwendung der Hustentechniken, die Bauchstütze und das Huffing, ist hierbei besonders wichtig und hilfreich. Findet eine verstärkte Schleimproduktion statt, so ist dies meist ein wichtiges Symptom für eine Erkältung. Unter einer ständigen Verschleimung leiden vor allem Menschen mit einer chronischen Bronchitis (COPD). Das regelmäßige tägliche Abhusten zur Reinigung der Atemwege ist hierbei sehr wichtig.

Folgende Tipps zum täglichen Abhusten:

* Husten Sie mit der Kraft der Bauchmuskeln, der Bauchstütze, und mit Hilfe des Huffings.

* Trinken Sie ein warmes Getränk. Bei häufigem Husten in der Nacht stellen Sie sich eine Thermoskanne mit einem warmen Getränk (warmes Wasser) ans Bett. Kalte Getränke lösen eher einen Hustenreiz aus! Warme Getränke weiten die Blutgefäße und auch die Atemwege. Dadurch wird der Schleim in den Bronchien mobilisiert und er kann besser abgehustet werden. Vor allem bei verschleimten Bronchien ist es wichtig, die Flüssigkeitszufuhr zu erhöhen. Wasser hilft bei der Mobilisierung des zähen Schleims und unterstützt den Körper beim Abtransport des Sekrets.

* Abklopfen: Bei zähem Schleim ist das Abklopfen für die Mobilisierung des Schleims hilfreich. Beklopfen Sie sanft zunächst mit beiden Händen den Brustkorb zur Lockerung der Muskulatur insgesamt. Anschließend klopfen Sie leicht mit den Fingerspitzen und lockerem Handgelenk den Brustkorb ab. Das führt zu kleinen Vibrationen, die den Schleim in den Atemwegen mobilisieren und es kann besser abgehustet werden. In den Kliniken werden hierzu Klopf- und Vibrationsgeräte eingesetzt.

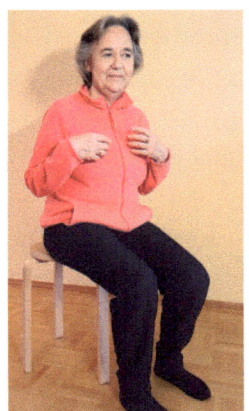 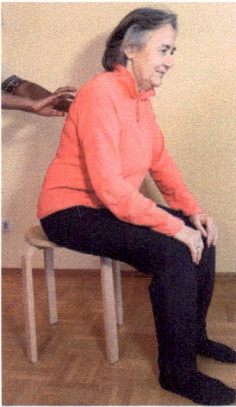

Abklopfen des Brustkorbs

(Es kann auch ein/e Partner/in den Rücken, den Brustkorb und die Schulterblätter abklopfen.)

- Dehnen zur Mobilisierung des Schleims

  Regelmäßige Dehnübungen für den Brustkorb im Sitzen und im Liegen mobilisieren ebenfalls den Schleim und erleichtern das Abhusten. Dehnen und räkeln Sie sich nach Herzenslust!

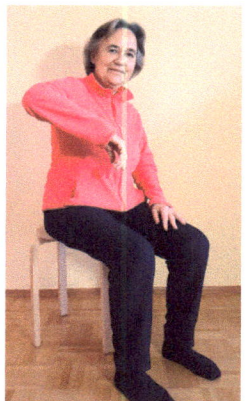 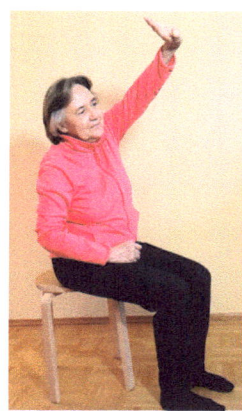 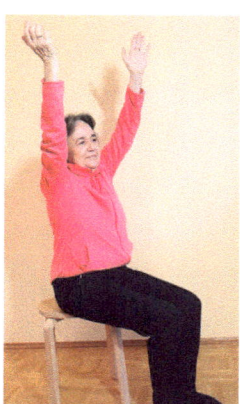

Dehnen in alle Richtungen

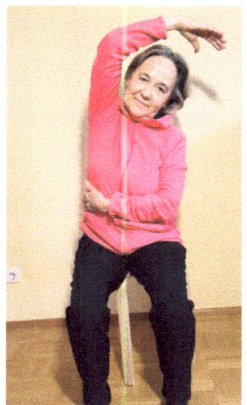 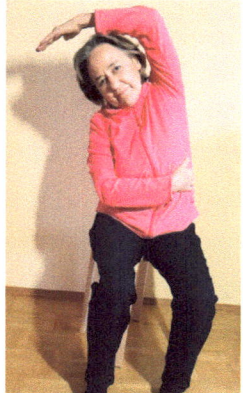

seitliches Dehnen des Brustkorbs

Alle Übungen sind in dem Kapitel »Übungsteil« beschrieben. Im Liegen sind vor allem die Übungen »Mondsichel« und die »Knieschaukel« hilfreich.

- In der chinesischen Akupressur gibt es einen Akupunkturpunkt »Magen 40«. Er hat den Namen »Schleimbagger«. Er kann bei starker Schleimbelastung zum besseren Abhusten gedrückt oder massiert werden.

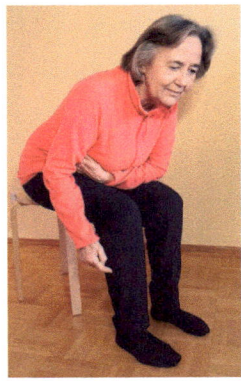

Akupunkturpunkt »Schleimbagger«

Er liegt an der Außenseite des Unterschenkels. Sie finden den Punkt in der Mitte des Unterschenkels zwischen dem Knieauge (der Vertiefung unter der Kniescheibe) und der höchsten Erhebung des Außenknöchels. Wenn Sie den Punkt gefunden haben und darauf klopfen, dann schmerzt oder sticht er ein wenig. Massieren Sie ihn kräftig.

- Beim Abhusten sollten Sie unbedingt immer wieder Pausen einlegen. Denken Sie nicht, Sie müssten bis zum Ende abhusten. Machen Sie es Schritt für Schritt. Erholen Sie sich zwischendurch, trinken ein warmes Getränk und machen leichte Dehnübungen, um neue Kraft für das nächste Abhusten zu schöpfen.

Wichtig ist der Grundsatz: Achten Sie darauf, nur so viel zu husten, wie es unbedingt erforderlich ist, um den Schleim hinauszubefördern. Husten bedeutet immer auch Hustendisziplin. Legen Sie beim Abhusten Pausen ein!

● Hustentechniken bei unproduktivem Husten

Der unproduktive Husten, auch Reizhusten genannt, ist trocken und quälend. Er sollte, so weit wie möglich, vermieden werden.

Sie werden jetzt vielleicht denken: Leichter gesagt, als getan! Es ist tatsächlich oft schwierig, den Hustenreiz zu stoppen. Bei einem Reizhusten werden jedoch die Stimmbänder und die Flimmerhärchen in den Atemwegen stark belastet. Zudem besteht die Gefahr, sich in einen Hustenanfall hineinzuhusten. Daher möchte ich Ihnen einige Tipps geben, die hilfreich sein können.

Tipps und Tricks zum Ausprobieren:

- Wenden Sie auch beim Reizhusten die genannten Hustentechniken des Huffings mit der Bauchstütze an. Die Stimmbänder werden geschont.

- Bei einem Hustenreiz halten Sie sich ein Nasenloch zu!

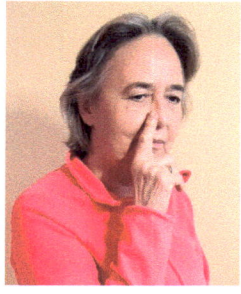

Zuhalten eines Nasenlochs

Das Zuhalten eines Nasenlochs löst einen Reflex zur Weiterstellung der Bronchien aus. Der Körper kann zwei Reflexe nicht gleichzeitig ausführen. Entweder setzt sich der Nasenreflex oder der Hustenreflex durch. Besonders nützlich ist es, diese Technik frühzeitig in Situationen anzuwenden, in denen Sie das Husten vermeiden möchten, zum Beispiel bei einer Konzertveranstaltung. Aber auch bei starkem längerem Husten ist dieser Reflex jederzeit hilfreich. Der Reflex der Nasenenge irritiert zumindest den Hustenreflex. Halten Sie daher auch bei längerem quälenden Husten über einen längeren Zeitraum ein Nasenloch zu.

- Trinken Sie ein warmes Getränk.

- Klopfen Sie leicht Ihren Brustkorb ab.

- Die Anwendung eines Akupunkturpunktes kann helfen, den Hustenreiz zu besänftigen. Er heißt »Cha Ba Ex«. Er liegt auf der oberen Kante des Brustbeins, in der kleinen Kuhle. Reiben und drücken Sie den Punkt. Es kann den Hustenreiz mindern.

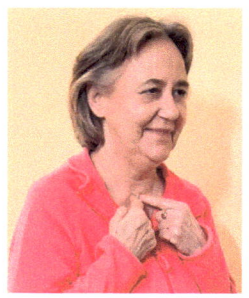

Akupunkturpunkt »Cha Ba Ex«

- Es gibt in der Lungenheilkunde den sogenannten Packegriff. Wenden Sie den Packegriff an, indem Sie eine Hautfalte auf den unteren Rippen fest packen und gedrückt halten. Atmen Sie weiter. Sie können den Griff mit beiden Händen oder auch nur mit einer Hand halten. Sie nehmen die Atembewegung verstärkt im unteren Brustraum wahr. Dies löst einen Reflex von außen nach innen zu den Bronchien aus zur Minderung des Hustenreizes. Die Atmung wird automatisch tiefer und die Reizung der Stimmbänder wird vermindert. Der Packegriff wird auch als Notfallgriff in der Atemtherapie für Menschen mit Atemnot angewendet.

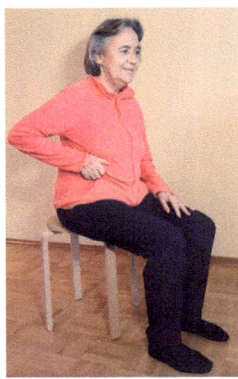

Der Packegriff

Aus einem immer wiederkehrenden Reizhusten kann sich leicht ein zur Gewohnheit werdendes Hüsteln entwickeln, das die Stimmbänder stark belastet. Üben Sie mit Hilfe der Hustentechniken das Hüsteln zu vermeiden.

Beachten Sie, den Husten so schonend und effektiv wie möglich einzusetzen. Das gilt für den produktiven und auch für den unproduktiven Husten. Wenden Sie die Kraft der richtigen Hustentechniken sehr bewusst zum Abhusten an. Abhusten kann manches Mal Schwerstarbeit bedeuten. Lernen Sie zudem, bewusst und aktiv den Reizhusten oder das Hüsteln zu vermeiden. Dann ist der Körper insgesamt weniger erschöpft und Sie können schneller wieder zu innerer Ruhe und Entspannung kommen. Nehmen Sie sich bewusst Ruhephasen, denn in der Ruhe liegen die größten Heilkräfte.

10

Atmung und Linderung von Schmerzen

Bei der Pusteblume, dem Fruchtstand des Löwenzahns,
können wir viele kleine Samen wegpusten.

Eltern pusten »kleine Wehwehchen« ihrer Kinder weg.

Wie können wir Schmerzen wegatmen?

Steuerung der Atmung durch die Ausatmung.

In der Geburtshilfe ist die Bedeutung der Atmung zur Linderung von Schmerzen lange bekannt. Richtiges Atmen lässt Frauen den Wehenschmerz besser ertragen. Der Geburtsvorgang ist eine Extremsituation, in der die bewusste Steuerung der Atmung wie ein »Haltegriff« wirken kann. Mit der richtigen Atemtechnik, das heißt der tiefen Aus- und Einatmung, kann der Geburtsvorgang erleichtert werden. In der Wehenpause trägt eine lange und tiefe Atmung dazu bei, den Kreislauf aus Muskelanspannung, Angst und Schmerz zu lösen.

Eine bewusste Atmung kann Schmerzen lindern. Doch zunächst reagiert die Atmung auf einen plötzlichen Schmerzimpuls, indem der Atem stockt oder der Atem angehalten wird. Bei starken anhaltenden Schmerzen kann die Atmung auch flach werden, oder es kann zu einer schnellen Angstatmung bis zur Hyperventilation kommen.

Nehmen wir in dieser Situation die Atmung in den Fokus und atmen bewusst weiter, so durchbrechen wir den Kreislauf von Schmerz, Anspannung und stockendem Atem. Die bewusste Steuerung der Atmung und damit eine sich einstellende ruhige und tiefe Atmung ist ein wirkungsvolles Mittel zur Beruhigung und Entspannung. Dies gilt auch bei Ängsten, worauf ich in dem Kapitel »Atmung und Angst / Stress« noch näher eingehen werde.

Aber nicht nur in Extremsituationen ist eine Konzentration auf die Atmung und deren Steuerung hilfreich. Auch bei Schmerzen im Alltagsgeschehen kann eine bewusst eingesetzte Aus- und Einatmung dazu beitragen, akute Schmerzen oder auch einen dauerhaften Schmerz im Körper zu lindern oder sogar zu lösen.

● **Wie können wir die Atmung bei Schmerzen steuern?**

Zuvor möchte ich darauf hinweisen, dass Schmerzen grundsätzlich als ein wichtiges Warnsignal im Körper verstanden werden müssen, um uns zu schützen, damit wir zukünftig beispielsweise nicht wieder auf die heiße Herdplatte fassen. Schmerzen machen uns zudem auf mögliche Erkrankungen, Entzündungen oder andere gesundheitsschädigende Prozesse im Körper aufmerksam. Lassen Sie bei starken oder langandauernden Schmerzen immer die Ursachen durch einen Arzt abklären.

Ein Grundsatz für die Steuerung der Atmung bei Schmerzen ist: Wir schicken gedanklich die Ausatemluft zu der schmerzenden Körperstelle.

Wir kennen den Ausdruck: »Wir atmen in den Schmerz.« Das heißt, wir gehen mit unserer Wahrnehmung zu der schmerzenden Stelle. Wir lassen in der Vorstellung die Ausatemluft durch die angespannte schmerzende Körperstelle strömen wie ein sanfter Wind, der dort hindurchstreicht und Verspannungen und Schmerzen löst. In der Einatmung stellen wir uns vor, dass sich die gesamte Körperregion und jede Zelle erneuern kann und mit neuer und frischer Energie erfüllt wird. Vielleicht erinnern wir uns daran, dass die Mutter oder der Vater früher gepustet haben, wenn wir uns als Kind verletzt hatten. Sie haben die »Wehwehchen« weggepustet. In der gleichen Weise können wir uns als Erwachsene selbst »den Schmerz wegpusten«.

Auch die Redewendung »den Schmerz wegatmen« weist darauf hin, mit der Ausatmung zu beginnen. Atmen wir in der Einatmung »in den Schmerz hinein«, führt dies leicht zu einer weiteren Anspannung im Brustkorb und Bauchraum. Die Ausatmung hingegen führt zur muskulären und in der Folge zur inneren Entspannung. Führen wir bewusst die Ausatmung an die schmerzende oder verletzte Stelle, so kann sich dieser Bereich schneller entspannen und die Einatmung kann umso tiefer und gelöster erfolgen. Die Stoffwechselvorgänge in den Zellen werden angeregt.

Ein akuter Schmerz löst in unserem Körper vielfältige Alarmsignale aus. Mit Hilfe der zielgerichteten Steuerung der Atmung holen wir quasi das Überwältigtsein durch den Schrecken des Schmerzes ins Bewusstsein. Aus der Psychotherapie, vor allem der Traumatherapie ist bekannt, wie wichtig es ist, den Vorgang der Verletzung noch einmal mental zu erfassen und zu durchdringen. Das Gehirn speichert das Schmerzgeschehen. Wir kennen den Begriff des »Schmerzgedächtnisses«. Holen wir den Schmerz aus dem Unbewussten mit Hilfe der Atmung wieder zurück »in den Körper« und heben wir ihn ins Bewusstsein, kann die Wirkung des Schmerzes nachlassen. Das schmerzhafte Geschehen kann verarbeitet werden.

Bei Schmerzen kann die Atmung vor allem zur Lösung von Verspannungen im Körper beitragen. Die regelmäßige Atmung führt zu einer besseren Sauerstoffversorgung aller Zellen und zur Entspannung der gesamten Muskulatur des Körpers. Es konnte nachgewiesen werden, dass durch eine gelenkte Atmung an die Stelle des Schmerzes eine verstärkte Durchblutung und eine gesteigerte Stoffwechselfunktion auftraten. Durch die Kombination von Atmung, Konzentration und Körperwahrnehmung können so Schmerzzustände günstig beeinflusst werden. Es beruhigt zugleich den Geist.

Die Wahrnehmung der Atmung und ihre aktive Steuerung hilft uns also bei Schmerzen in vielfacher Hinsicht. In diesen Situationen, ruhig weiter zu atmen, reduziert die Bedrohung und den Schrecken des Schmerzes.

Die Ausatemluft bewusst an die schmerzende Stelle zu führen und die Einatmung kommen zu lassen, führt zu einer verbesserten Durchblutung dieser Körperregion und insgesamt zur körperlichen Entspannung und mentalen Beruhigung.

Mit einer bewussten Atemtechnik können Schmerzen und Verletzungen leichter verarbeitet werden und der Geist kann sich schneller beruhigen. So entwickeln wir durch die Achtsamkeit der Atmung bei der Schmerzbewältigung ein gutes Körpergefühl und damit eine verbesserte Selbstregulierung.

In der folgenden Anleitung können Sie die heilsame Wirkung des Atems erfahren, indem Sie bewusst die Atmung an eine schmerzende Stelle im Körper führen.

● Anleitung: Steuerung der Atmung zur Linderung von Schmerzen

Nehmen wir an, Sie spüren Verspannungen oder auch Schmerzen im Körper, vielleicht im Rücken.

Wenn es möglich ist, legen Sie Ihre Hände oder eine Hand auf die schmerzende Stelle. Immer dort, wo die Hand liegt, ist eine intensive Atmung und Atembewegung spürbar. Jede Zelle atmet.

Nun schicken Sie gedanklich die Ausatemluft an die schmerzende Stelle. Stellen Sie sich vor, den Schmerz nach innen in den Körper zu lenken und mit dem »Wind der Ausatmungsluft« die Körperstelle durchwehen zu lassen und den Schmerz aufzulösen. In der Einatmung wird diese Körperregion weit und mit frischer Energie belebt. Verspannungen können sich lösen.

Sie können auch mit einem sanften Brummton oder Summen die Ausatemluft in die schmerzende Stelle gedanklich lenken. Ebenso kann die Steuerung der Ausatmung mit dem Mund über den Konsonanten »f« helfen, einen »stärkeren Wind« durch den schmerzenden Körperteil zu schicken. In der Einatmung wird diese Körperregion weit und mit frischer Energie belebt.

Genießen Sie eine längere Zeit die Aus- und Einatmung an dieser Stelle.

Spüren Sie, wie Ihr Körper insgesamt sich entspannt, zugleich belebt wird und der Schmerz sich lösen kann?

11

Atmung und Angst / Stress

»Weiteratmen« heißt das Zauberwort!
Eine ruhige Atmung und Stress schließen sich gegenseitig aus.

> Die Atmung hilft uns bei Aufregung, Stress, Angst oder Panik.
>
> Eine ruhige Atmung entspannt Körper und Geist.
>
> Wir können den Kreislauf der Reaktionen bei Aufregung, Stress, Angst oder Panik mithilfe der Atmung unterbrechen.

● **Wie kann der bewusste Einsatz der Atmung bei Angst/Stress helfen?**

In Situationen der Aufregung, des Stresses, der Angst oder Panik findet im Körper eine vielfältige Kettenreaktion statt. Unsere Atmung reagiert sofort. Wir atmen schneller, hektischer oder halten den Atem an. Welche Möglichkeiten bietet andererseits der bewusste Einsatz der Atmung, um diese Reaktionen zu unterbrechen und die Situation besser zu bewältigen?

Um die Wirkung der Atmung auf unser inneres Befinden zu verstehen, möchte ich Sie zunächst auf eine kleine Fantasiereise mitnehmen. Nehmen Sie sich einen Moment Zeit dafür und lassen Sie sich von mir beim Lesen auf eine wunderschöne Insel, Ihre Trauminsel, entführen.

● **Fantasiereise: Ihre Trauminsel**

Stellen Sie sich vor, Sie sind auf einer Insel, auf der Sie sich sofort sehr wohl fühlen.

Sie spüren den warmen weichen Sand unter Ihren Füssen. Wenn andere Bilder vor Ihr inneres Auge treten, so lassen Sie es zu. Die Sonne scheint angenehm warm. Sie hören das Rauschen des Meeres. Die Wellen kommen und gehen. Vielleicht hören Sie Vogelgezwitscher oder ein sanftes Rauschen des Windes. Sie schauen sich um. Sie genießen die Farbe des Meeres und sehen leuchtende Farben von Blumen, Sträuchern oder Bäumen. Sie wandern Schritt für Schritt leicht und beschwingt den Strand entlang. Da kommen Sie unverhofft zu einer wunderschönen Bucht und empfinden hier sofort eine Art Geborgenheit und Schutz. So beschließen Sie, sich für einen Augenblick in den warmen weichen Sand zu legen und auszuruhen. Sie schauen in den blauen Himmel und kleine Wölkchen ziehen langsam vorbei und auch Sie lassen Ihre Gedanken vorbei ziehen. Sie hören, wie die Wellen kommen und gehen. So nehmen auch Sie Ihren Atem wahr, wie er kommt und geht.

Spüren Sie, wie Ihr Atem ganz ruhig und gleichmäßig wird, tiefe Ruhe Ihren Körper durchströmt? Lassen Sie sich Zeit, sich auszuruhen. Nehmen Sie bewusst Ihren Atemrhythmus wahr und auch die Atemtiefe. Wo bewegt der Atem Ihren Körper? Spüren Sie, wie der Atem ganz von alleine ausströmt und auch wieder einströmt. Im Autogenen Training heißt es »Es atmet mich«.

In diesem Zustand des Gelöstseins bewegt sich der Körper ruhig und gleichmäßig. Der Atem fließt frei durch den Körper und gibt Energie und Lebenskraft. So können körperliche Verspannungen und seelische Belastungen behutsam gelöst werden. Diese Verbundenheit mit dem Atem stellt schnell wieder ein inneres Gleichgewicht her und setzt neue Lebenskraft frei.

Nun möchte ich Sie wieder aus der Entspannung herausführen. Stellen Sie sich vor, dass Sie sich von den inneren Bildern verabschieden. Die Bilder ziehen sich langsam zurück und verschwinden vollständig. Doch Sie wissen, dass Sie jederzeit wieder an diesen Ort der Ruhe und Entspannung zurückkehren können.

Während der oben beschriebenen inneren Reise auf die Trauminsel haben Sie vielleicht erfahren, wie sanft und ruhig die Atmung wird, wenn Körper und Geist sich entspannen können.

Wenn wir glücklich sind, zufrieden sind und uns wohl fühlen, ist unsere Atmung tief und regelmäßig. In einer Situation, in der wir Freude erleben oder ein Gefühl der Geborgenheit empfinden, stellt sich sehr schnell eine tiefe, sanfte, regelmäßige Atmung ein.

Auf der anderen Seite: Wenn wir uns sehr aufregen, der Körper sich anspannt und verspannt, unsere Gedanken sich überschlagen, halten wir oft den Atem an oder unsere Atmung wird hektisch, gepresst oder flach. Wie ein Seismograf reagiert die Atmung auf Stress, Aufregung, Angst oder Panik.

In einer Angst- oder Stresssituation gibt es einen Kreislauf von Reaktionen, den ich genauer beschreiben möchte: Unsere Gefühle reagieren auf einen bestimmten Auslöser, der Atem verändert sich, der Körper reagiert darauf und unsere Gedanken kreisen.

Schauen wir uns den Kreislauf der Reaktionen an:

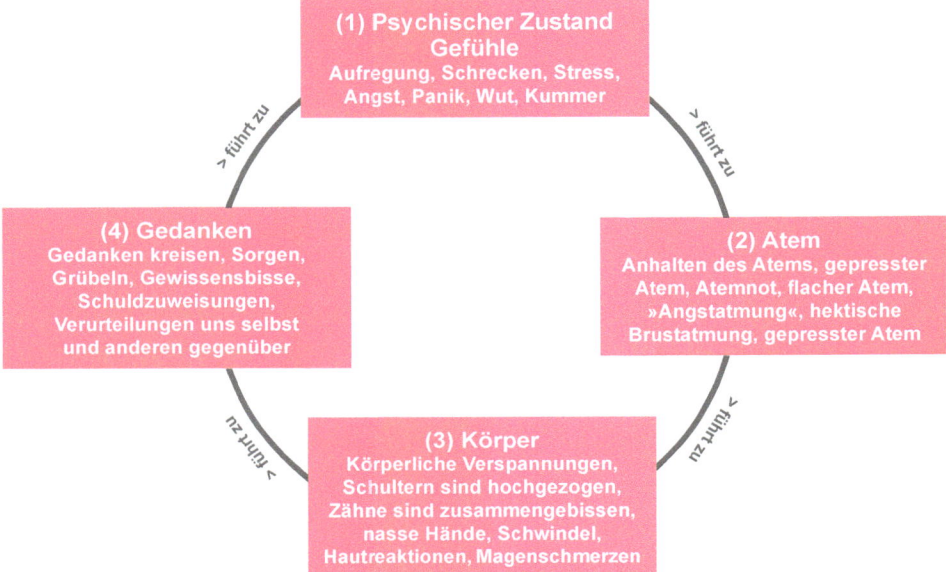

Reaktion der Atmung

Was geschieht bei einem plötzlichen Schrecken mit der Atmung? Wir halten meist den Atem an.

Bei Angst oder Panik wird die Atmung oft schnell, flach oder oberflächlich. Wir sprechen hier von sogenannter »Krampf- oder Flachatmung« oder auch »Angstatmung«.

Bei Kummer oder Nervosität, bei Wut, in Stresssituationen kann die Atmung gepresster werden. Es kann zu einer hektischen Brustatmung kommen bis hin zur Hyperventilation, das heißt eine Störung der Atemregulation durch eine beschleunigte Atmung.

Unsere Atmung reagiert sofort auf äußere Einflüsse und dadurch bedingte Gefühle.

Reaktion des Körpers

Was geschieht in diesen Situationen im Körper? Zahlreiche Muskeln werden bei einem plötzlichen Schrecken, bei Angst oder Stress automatisch angespannt. Dies betrifft vor allem die Muskeln im Bereich der Schultern und des Nackens oder auch die Bauch- oder Gesäßmuskeln. Die Kiefergelenke werden sehr häufig angespannt oder die Zähne zusammen gebissen. »Da müssen wir durch.« Bei Angst reagiert der Körper, indem wir nasse Hände, Schweißausbrüche, Schwindel oder auch Hautreaktionen wie Rötungen im Gesicht bekommen. Häufig treten auch Magenschmerzen auf. »Etwas schlägt uns auf den Magen.«

Reaktion der Gedanken

In Situationen des Schreckens, der Aufregung oder der Angst oder Panik können wir oft keinen kühlen Kopf bewahren. Die Gedanken überschlagen sich. »Wir werden kopflos«. Bei Kummer und Sorgen grübeln wir darüber, was falsch gelaufen ist, machen uns eventuell Gewissensbisse oder erteilen Schuldzuweisungen oder Verurteilungen uns selbst oder anderen gegenüber. Die Gedanken kreisen und der Geist findet keine Ruhe.

Reaktion der Gefühle

Die unruhigen Gedanken, die Verspannungen im Körper und die Atmung verstärken wiederum die Gefühle. Die Aufregung wird stärker. Aus der Angst kann sich Panik entwickeln.

Wie können wir diesen Kreislauf unterbrechen?

Indem wir nur einen Bedingungsfaktor, nämlich die Atmung, verändern, kann der Kreislauf unterbrochen werden.

Beginnen wir mit der Ausatmung! In dem Kapitel »Die Bedeutung der Ausatmung« habe ich erklärt, dass die Ausatmung physiologisch Entspannung bedeutet. Ihre bewusste Anwendung kann uns bei Angst und Panik, in Aufregung und Stress beruhigen. In angespannten oder emotional belastenden Situationen empfehle ich: »Weiter atmen! Bewusst ausatmen!«

Mit dem Mund können wir bewusst die Ausatmung steuern, während es mit der Nasenatmung nicht so leicht gelingt. Über den Mund atmen wir mit einem weichen »w« aus. Wichtig ist, nicht zu lange auszuatmen, damit keine Pressatmung entsteht. Die Einatmung geschieht über die Nase. Wir lassen die Einatemluft durch die Nase einströmen.

Diese Art der Atmung bringt sofortige körperliche Entspannung und innere Entlastung. Durch das Gewahrsein des eigenen Atems und die bewusste Steuerung der Ausatmung über den Mund kann der Kreislauf der Reaktionen unterbrochen werden.

Schauen wir uns nun die Umkehrung des Kreislaufs an:

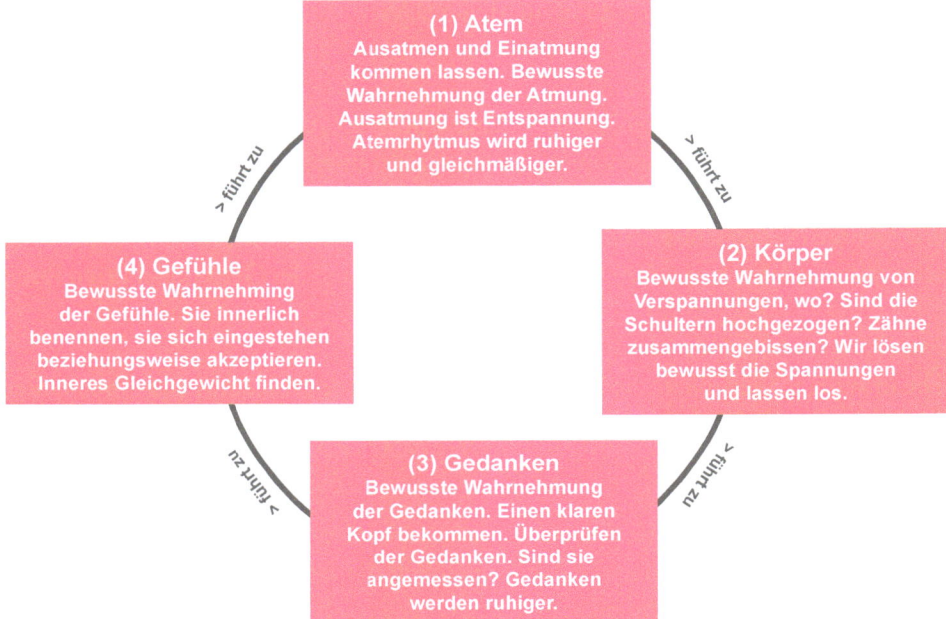

Wir können also mit Hilfe der Atmung den Kreislauf durchbrechen.

Atmung

Halten wir in einer Stresssituation einen Moment inne und werden uns der gepressten, hektischen oder flachen Atmung gewahr. Allein die achtsame Wahrnehmung und Beobachtung des Atems verändert den Atemrhythmus. Nun beginnen wir bewusst mit dem Mund mit einem sanften »w« auszuatmen. Wir lassen die Einatmung anschließend über die Nase einströmen. Mit jedem Ausatemzug sagen wir uns innerlich, »Ich bleibe ganz ruhig«. Wir merken, der Atem wird ruhiger und gleichmäßiger. Meist vertieft er sich und wird langsamer. In manchen Situationen wird er auch lebendiger.

Körper

Wir bleiben bewusst in der Wahrnehmung des Atems und spüren in unseren Körper hinein. Wo fühlen wir Spannungen im Körper? Sind unsere Schultern hochgezogen, ist der Brustkorb nach innen eingefallen? Ist der Bauch verspannt? Wir können die Muskeln lockern und entspannen. Haben wir die Zähne zusammen gebissen? Sind die Kiefergelenke entspannt? Die bewusste Wahrnehmung des Körpers gibt uns die Möglichkeit, Muskelverspannungen, Fehlhaltungen oder verkrampfte Bewegungsmuster zu lösen. Mit jedem Ausatemzug lassen wir noch ein wenig mehr los.

Gedanken

Wenn wir uns auf die Atmung konzentrieren und unseren Körper wahrnehmen, beschäftigt sich unser Geist mit dem gegenwärtigen Geschehen. Das bedeutet, dass die Gedanken einen Anker finden und zur inneren Ruhe kommen. Wir können wieder einen klaren Kopf bekommen und nachdenken, um angemessen zu reagieren. Wir sind anwesend im Körper und im Geist.

Gefühle

Wir sind den spontan auftretenden Gefühlen nicht hilflos ausgeliefert. Wir können etwas tun: Wir können ausatmen, aktiv Verspannungen im Körper lösen und ruhiger über die Situation nachdenken. Wir nehmen bewusst die eigenen Gefühle wahr. Gefühle, die uns vielleicht überrumpelt haben, verlieren ihre Dramatik. Wir erkennen sie und können sie uns eingestehen und akzeptieren. Was sind es für Gefühle? Können wir sie benennen? Mein Lehrer im Autogenen Training gab uns einen Leitspruch mit: »Gefühle erkennen, benennen und Veränderung stellt sich ein.«

Aus den Erfahrungen in der Psychotherapie wissen wir, dass wir uns häufig nicht unserer Gefühle bewusst sind und eher ein diffuses Unwohlsein spüren. Das Wichtige ist aber, Gefühle zunächst einmal zu bemerken und sie zu erkennen. In dem Moment des Erkennens können wir wieder zu Handelnden in dieser Situation werden. Wir sind der Situation nicht ausgeliefert und lassen uns nicht von den Gefühlen überschwemmen. Der erste Schritt ist also das Erkennen.

Können wir dann auch die Gefühle benennen? Oft sind es diffuse Gefühle entweder der Unsicherheit, der Angst, des Ärgers oder der Wut. Allein, wenn wir diese diffusen Gefühle der Unsicherheit benennen, gewinnen wir wieder Kontrolle über uns und die Situation.

Daher der dritte Schritt: Wir nehmen uns selbst bewusst wahr und sind eher handlungs- oder entscheidungsfähig. Wir werden ruhiger und können so weiteres Vorgehen abwägen. Wir sind offen für Veränderungen. Dies wiederum trägt zu einem größeren inneren Wohlbefinden bei und hat Einfluss auf unsere psychische Stabilität und Festigkeit. Kommen wir wieder in eine ähnliche Situation, so wissen wir »Ah, das Gefühl kenne ich!« Wir können aufmerksam und wachsam bleiben.

Entscheidend ist es, dass wir uns selber zuhören und unsere Reaktionen körperlich, geistig und emotional wahrnehmen. Das Instrument dazu ist, weiterzuatmen, auszuatmen und die Atmung zu beobachten. So lernen wir in emotional belastenden

Situationen, bei Aufregung oder Angst, in Stresssituationen mit Hilfe der Atmung achtsamer mit uns selbst umzugehen.

Wir finden leichter Lösungen und können angemessen reagieren. Wie Sie während der Fantasiereise zu Beginn des Kapitels erfahren haben, führt eine ruhige Atmung zu einer körperlichen und innerlichen Entspannung. Eine ruhige Atmung und Stress schließen sich gegenseitig aus.

Durch eine bewusste Wahrnehmung der Atmung entwickeln wir ein verbessertes Körpergefühl und eine stärkere Sensibilisierung für unsere Gedanken und Gefühle. Immer wiederkehrende Verhaltens-, Gedanken-, Gefühlsmuster und letztlich Atemmuster können überprüft werden. Dies stärkt unser Selbstbewusstsein. Sobald wir uns bewusst auf unsere Atmung konzentrieren, spüren wir uns selbst und unseren Körper und werden achtsamer. Wir können immer wieder aktiv ein inneres Gleichgewicht herstellen. Ein Gefühl der Harmonie kann sich ausbreiten. Es setzt immense Kraft frei. Aus ihr kann sich Vitalität und Lebensfreude entwickeln, aber auch tiefe Ruhe, Sicherheit, Geborgenheit und Vertrauen, verwurzelt in der eigenen Mitte.

12

Atmung und Sonnengeflecht (Solarplexus)

Tiefe gute Atmung stärkt unsere Nervenkraft.

Was ist das Sonnengeflecht? Wo liegt es?

Die Atmung beruhigt unser Nervensystem.

Um die Lage des Sonnengeflechtes und seine Bedeutung zu beschreiben, möchte ich Sie bitten, jetzt beim Lesen eine Hand auf den Oberbauch in Höhe des Magens zu legen. Ist Ihre Hand eher warm oder kühl? Ist die Bauchdecke eher angespannt oder entspannt? Sie spüren eine Atembewegung unter Ihrer Hand, ein Zurückziehen der Bauchdecke in der Ausatmung und ein Weiterwerden in der Einatmung. Während Sie weiterlesen, behalten Sie Ihre Hand auf dem Bauch.

Tief im Inneren des Bauchraums, etwa dort wo Ihre Hand liegt, unterhalb des Zwerchfells vor der Wirbelsäule liegt das Sonnengeflecht oder auch Solarplexus genannt. Es ist ein Nervengeflecht und Teil des vegetativen Nervensystems. Allein die Lage des größten und wichtigsten Nervengeflechtes, des Sonnengeflechtes, zeigt die enge Verbindung mit dem Atemvorgang und der Bewegung des Zwerchfells.

Wenn wir ruhig, tief und gleichmäßig atmen, wird über das Sonnengeflecht unser Körper, unser gesamtes Nervensystem immer wieder in Balance gebracht.

● **Was ist das Sonnengeflecht und wo liegt es genau?**

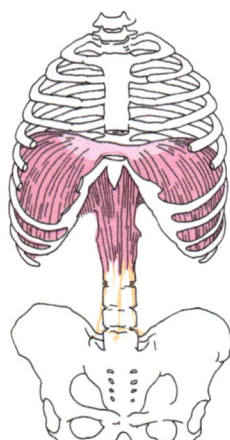

Die Zwerchfellmuskelstränge und das Sonnengeflecht (gelb)

Auf dem Schaubild sehen Sie den Brustkorb mit dem Brustbein und das Zwerchfell. Das Zwerchfell ist schraffiert eingezeichnet. Es liegt kuppelförmig und ist am unteren Brustkorb befestigt. Es zieht in mehreren Muskelsträngen im Rücken hinunter bis zum 2./3. Lendenwirbel. Das Sonnengeflecht ist durch die Muskelstränge des Zwerchfells im Rücken verdeckt. Nur einige Nervenfasern, hier gelb gezeichnet, sind im unteren Teil zu sehen.

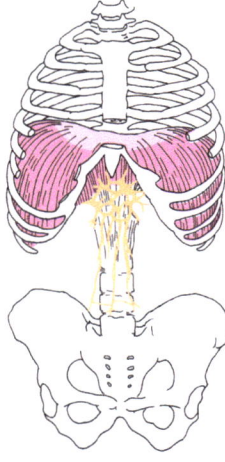

Das Sonnengeflecht (gelb) ohne Zwerchfellmuskelstränge

In diesem Bild sind die Zwerchfellmuskelstränge im Rücken nicht eingezeichnet. Stattdessen ist ein Nervengeflecht, hier gelb gezeichnet, sichtbar. Das ist das Sonnengeflecht. Es liegt hinter den Zwerchfellmuskelsträngen und vor der Wirbelsäule. Mit jedem tiefen Atemzug und damit aktiver Zwerchfellbewegung wird zugleich das Nervengeflecht aktiviert.

Die Formulierung Sonnengeflecht ist sehr passend, weil das Nervengeflecht wie eine Sonne in mehrere Richtungen ausstrahlt, wie auf dem Bild zu sehen ist.

Bevor sich die Nerven, austretend aus der Wirbelsäule, in die einzelnen Bereiche verästeln, bündeln sie sich zu einem Geflecht, dem Sonnengeflecht. Es inneviert wichtige Bauchorgane wie den Magen, die Leber, die Galle, die Bauchspeicheldrüse, die Nebennieren, den Dickdarm und den Dünndarm. Es ist für die Regulation und Steuerung dieser wichtigen Bauchorgane zuständig.

Zusätzlich ist das Sonnengeflecht ein Teil des vegetativen Nervensystems. Es besteht aus einem Netz von sympathischen Nervenfasern (Sympathikus) und parasympathischen Nervenfasern (Parasympathikus). Die Nervenimpulse des Sympathikus bringen den Körper in Aktivität und versetzen ihn notfalls in Alarmbereitschaft. Der Parasympathikus ist eher für die Entspannung zuständig und meldet dem Gehirn Ruhe und Ausgeglichenheit. Das vegetative Nervensystem arbeitet autonom und ist nicht willentlich steuerbar. Erfahren wir Situationen, in denen Gefahr droht oder die uns signalisieren, hellwach und aufmerksam zu sein, so reagiert das Nervensystem von alleine. Die Atmung wird schneller und das Herz schlägt schneller. Der Sympathikus wird aktiv. Anschließend bringt uns das vegetative Nervensystem, der Parasympathikus, wieder auch wieder in die ruhige Phase, das Herz schlägt langsamer und die Atemzüge können ruhig und gleichmäßig werden.

Bei chronischen Belastungen, in immer wiederkehrenden Situationen, die starke Aufregung oder Stress auslösen, in denen uns etwas »nervt« oder »auf die Nerven geht« oder »die Nerven blank liegen«, kann es zu anhaltender innerer Anspannung kommen. Die Nerven des Sympathikus reagieren automatisch auf die äußeren Belastungen. Die Impulse des Parasympathikus zur Regeneration und Erholung bleiben aus. Der Körper bleibt in Hochspannung und kann sich nicht mehr entspannen, was sich langfristig auf die Gesundheit auswirkt.

● Wie kann die Atmung das Nervensystem beruhigen?

Grundsätzlich können wir also nicht willentlich über die Tätigkeit des vegetativen Nervensystems bestimmen und dessen Funktionen lenken. Wir können jedoch indirekt darauf einwirken, indem wir bewusst lernen, vor allem mit Hilfe der Atmung, den Körper zu entspannen. Mit einer tiefen regelmäßigen und ruhigen Atmung, die eine gleichmäßige Bewegung des Zwerchfells zulässt, wird der Bauchraum in seiner Gesamtheit beruhigt. Dies wiederum hat eine sehr ausgleichende Wirkung auf das Nervensystem.

Da die Ausatmungsphase physiologisch eine Entspannung bewirkt, können wir diese in belastenden Situationen gezielt nutzen und unser Nervensystem wieder beruhigen. In extrem angespannten Phasen steuern wir die Ausatmung bewusst über den Mund und atmen mit einem sanften »w« aus. Nach der Ausatmung lassen wir eine Pause und kurze Stille zu. Die anschließende Einatmung kann den Körper mit neuer Energie erfüllen.

Vielleicht haben Sie auch weiterhin Ihre Hand auf dem Bauch liegen und spüren eine Beruhigung der Atmung. Sie spüren die Bewegung im Bauchraum. Das Zwerchfell bewegt sich ruhig und gleichmäßig. So kann die tiefe Atmung Ruhe und Gelassenheit in uns fördern oder uns aktivieren und mit Nervenkraft und Energie stärken.

Zum Abschluss nehmen Sie bewusst in der nächsten kleinen Übung die Atembewegung im Bauchraum wahr.

In dieser Übung stellen Sie sich das Zusammenspiel von Atmung und Sonnengeflecht vor.

● Wahrnehmungsübung und Meditation: Das Sonnengeflecht

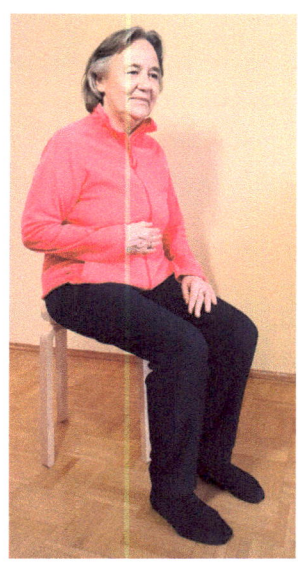

Hände auf den Bauch legen zur Atementspannung

»Ich strahle Licht und Wärme aus wie die Sonne!«

Ihre Hand oder Ihre Hände liegen auf dem Oberbauch. Spüren Sie, wie
Ihre Bauchdecke sich entspannen kann? Es gibt Ihnen vielleicht ein beruhigendes, wärmendes und beschützendes Gefühl. Nehmen Sie eine Bauch-
bewegung wahr? Sie muss nicht allzu groß sein. Sie atmen aus, warten

ab und lassen die Einatmung kommen. In der Ausatmung zieht sich die Bauchdecke ein
wenig zurück und in der Einatmung weitet sie sich wieder. Sie können sich vorstellen, wie
zugleich auch das Nervensystem im Bauchraum sich entspannen kann. Stellen Sie sich
vor, dass das Sonnengeflecht wie eine strahlende wärmende Sonne ausstrahlt. Sie können sich innerlich sagen, »Ich strahle Licht und Wärme aus wie die Sonne!«

Welche Empfindungen haben Sie? Welche Bilder tauchen vielleicht auf? Wie fühlen Sie
sich?

Bleiben Sie für einige Zeit in dieser Vorstellung und genießen das wohlige, wärmende und
beruhigende Gefühl. Zugleich können Sie eine Belebung im Körper mit Kraft und Energie
spüren.

Diese einfache Übung ermöglicht es Ihnen, in Schwächephasen oder Stresssituationen, in denen Gefühle aufwallen, in kurzer Zeit wieder Nervenkraft aufzubauen. Bleiben Sie mit Ihrer Aufmerksamkeit bei der Atmung und legen Sie in dieser Situation, wenn es möglich ist, eine Hand oder beide Hände auf den Bauch und nehmen die tiefe Atembewegung wahr. Stellen Sie sich vor, wie die Sonnenstrahlen den gesamten Bauchraum erwärmen und entspannen.

Ist der Bauchraum sehr angespannt und auch die Beweglichkeit im unteren Brustkorb eingeschränkt, so ist es sinnvoll, immer wieder zwischendurch sanfte Dehnungsübungen zu machen, um vor allem Verspannungen der Atemmuskeln, das heißt des Zwerchfellmuskels und der Zwischenrippenmuskeln und auch Verspannungen der Bauchmuskeln zu lösen.

Im »Übungsteil« meines Buches sind viele Übungen beschrieben, die die Muskeln im Brustkorb und im Bauchraum lockern und kräftigen.

Die achtsame Wahrnehmung der Atmung und der Atembewegung in der Körpermitte hilft, in angespannten Situationen Nervenkraft und innere Stärke aufzubauen. So können sich Entspannung und innere Ausgeglichenheit ausbreiten.

Übungsteil

*Ein geschmeidiger Körper lässt uns
auch innerlich geschmeidig bleiben.*

1. Das tägliche 7-Minuten-Atemprogramm

Nehmen Sie sich jeden Tag sieben Minuten Zeit für ein kleines Atemprogramm. Sie sollten es leicht und einfach empfinden. Sind Sie jedoch in einer Stresssituation, dann können Ihnen diese drei kleinen Übungen helfen, ruhiger zu werden. Sie können auch jede Übung einzeln machen.

Sie sitzen entspannt. Sie lassen innerlich los und richten sich körperlich auf. Sie lassen die Arme seitlich hängen und führen sie mit einem kleinen Schwung auf Ihre Oberschenkel.

Sie wandern gedanklich durch Ihren Körper: Sie spüren Ihre Füße auf dem Boden. Sie lassen los in den Gesäßmuskeln. Der untere Rücken ist entspannt und die Wirbelsäule sanft aufgerichtet. Die Schultern sind eher nach hinten und unten fallen gelassen und das Brustbein ist aufgerichtet. Das Nackenband ist ein wenig gestreckt. Das Gesicht ist entspannt. Die Augenlider und die Kiefergelenke sind entspannt. Die Zunge liegt entspannt in der Mundhöhle.

1. Übung: Ausatmung über den Mund mit »w«

In der ersten Atemübung atmen Sie bewusst mit dem Mund aus. Die Einatmung erfolgt über die Nase. Diese Atemtechnik bringt körperliche und innere Entspannung. Sie lassen bewusst los. Die Übung ist besonders hilfreich in Stresssituationen. Bleiben Sie ganz bewusst mit Ihrer Aufmerksamkeit bei der Ausatmung.

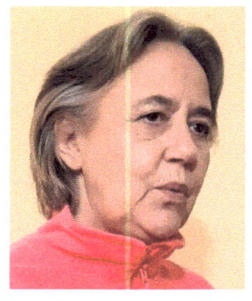

Ausatmung

Atmen Sie mit einem sanften »w« über den Mund aus. Die Lippen liegen weich aufeinander. Atmen Sie nur so viel aus, wie es angenehm ist, damit Sie nicht in eine Pressatmung kommen. Sie lassen eine Pause nach der Ausatmung zu und spüren achtsam den Impuls zur Einatmung. Sie stellen sich vor, wie die Luft sanft durch die Nase bis tief in die Lungen einströmt.

Diese Übung beruhigt und entspannt. Lösen Sie bewusst mit jedem Ausatemzug alle Verspannungen im Körper: Schultern, Brustkorb, Bauch, Gesäß, Gesicht, Kiefergelenke. Sie merken, dass Ihre Atemzüge immer ruhiger, tiefer und gleichmäßiger werden. Auch das Herz schlägt ruhig und regelmäßig.

2. Übung: Einschnuppern

Die zweite Atemübung ist das bewusste Einschnuppern mit der Nase. Es kräftigt die Atemmuskulatur.

Sie behalten eine gute und bequeme Sitzhaltung. Sie atmen weiterhin über den Mund mit einem sanftem »w« aus. Beim folgenden Einatemzug schnuppern Sie über die Nase in zwei bis drei Etappen ein. Sie spüren, wie Ihr Brustkorb sich erweitert. Das Zwerchfell wird aufspannt wie ein Segel. Auch der Bauchraum wird weit. Die Brustkorbmuskulatur, die Zwischenrippenmuskeln und der Zwerchfellmuskel werden hierbei trainiert und gekräftigt. Üben Sie nicht zu lange. Fünf Atemzüge reichen aus. So vermeiden Sie Muskelkater in der Atemmuskulatur.

3. Übung: Nasenatmung

Sie atmen ein und aus, indem Sie jeweils ein Nasenloch zuhalten.

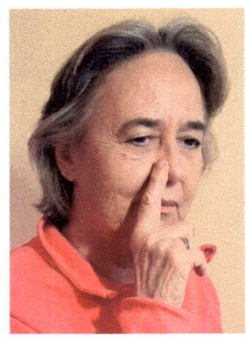

Das rechte Nasenloch zuhalten

Legen Sie den rechten Zeigefinger an den rechten Nasenflügel sanft an. Achten Sie darauf, das Nasenloch nicht zu stark zuzudrücken und die Nase nicht zu verkrümmen. Nun atmen Sie über das linke Nasenloch aus und ein. Sie spüren den Ausatemstrom wärmend an dem Nasenflügel ausströmen und warten den Impuls zur Einatmung ab. Der Einatemstrom strömt durch den Nasenrachenraum bis tief in die Lungen. Dies können Sie über einen längeren Zeitraum bewusst wahrnehmen und genießen.

Sie stellen sich dabei vor, dass die Nasenschleimhäute in den drei Nasengängen, dem oberen, dem mittleren und dem unteren Nasengang angeregt werden. Auch die Flimmerhärchen in den Nasengängen werden aktiviert. So können Sie sich mit der bewussten Nasenatmung vor Stäuben, Viren, Bakterien schützen. Das Immunsystem wird gestärkt. Zudem bewirkt diese Atmung, dass alle Lungenanteile gut belüftet werden.

Dann legen Sie Ihre Hand wieder auf den Oberschenkel und spüren, wie Ihre Atmung weiter, freier oder tiefer geworden ist.

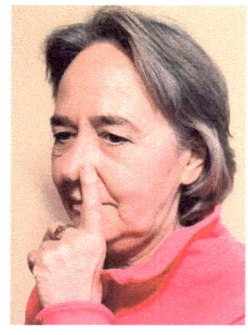

Das linke Nasenloch zuhalten

Nun legen Sie den linken Zeigefinger an das linke Nasenloch und atmen über das rechte Nasenloch aus und ein. Wieder stellen Sie sich vor, wie die Nasenschleimhäute und die Flimmerhärchen mit jedem Atemzug aktiviert werden. Die große Schleimhautfläche in den drei Nasengängen bewirkt, dass die Einatemluft zusätzlich angewärmt und angefeuchtet in die Lunge strömt.

Nachdem Sie die Hand wieder auf den Oberschenkel gelegt haben, genießen Sie die angenehme, tiefe, leichte und freie Atmung über die Nase für einige Zeit.

Sie fühlen sich zum Abschluss der drei Übungen energievoll, hellwach und zufrieden.

2. Atementspannung, eine Reise nach innen

In den folgenden zwei Atementspannungsübungen begeben Sie sich mit Ihrer Aufmerksamkeit auf eine Reise nach innen, indem Sie die Hände auf verschiedene Körperteile legen. Sie nehmen bewusst die Bewegung der Körperwände wahr, die durch die Aus- und Einatmung entsteht.

Tiefe wohlige Ruhe und ein Gefühl der inneren Verbundenheit mit sich selbst kann sich ausbreiten.

1. Übung: Hände auflegen, Atembewegung wahrnehmen

In dieser Übung möchte ich Sie bitten, Ihre Hände nacheinander auf den Bauch, die Seiten, den Rücken, den Burstkorb und in die Achselhöhlen zu legen. Die Atemmuskeln, vor allem das Zwerchfell und die Zwischenrippenmuskeln, bewegen den Brustkorb, den Bauchraum, die Seiten und den Rücken. Durch die Wahrnehmungsübung bekommen Sie ein Gespür für die Tiefe Ihrer Atmung, die zugleich eine tiefe Entspannung bewirkt.

Nehmen Sie sich regelmäßig Zeit zur Atementspannung. Schaffen Sie eine Atmosphäre, in der Sie sich sehr wohl fühlen und entspannen können. Sie können diese Wahrnehmungsübung morgens oder abends wohlig in Ihrem Bett machen. Sie legen Ihre Hände auf und spüren, wie die Körperwände sich mit jedem Atemzug bewegen. Es ist nichts zu tun: Einfach nur genießen und entspannen.

Übung:

Legen Sie sich bequem auf den Rücken. Sie können diese Atementspannung auch im Sitzen machen.

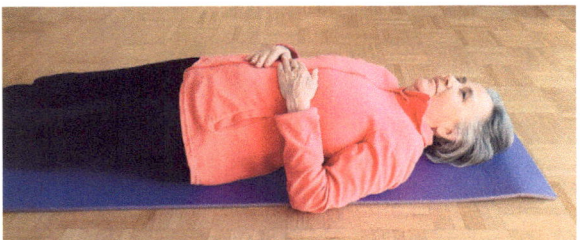

Hände liegen auf dem Bauch

Legen Sie die Hände auf den Bauch, eine Hand unterhalb des Nabels, die andere oberhalb des Nabels. Die Ellbogen liegen bequem auf der Unterlage.Gehen Sie nun mit Ihrer Aufmerksamkeit in Ihre Handinnenflächen und genießen die wärmenden oder vielleicht angenehm kühlenden schützenden Hände auf dem Bauch. Es kann ein Gefühl der Ruhe und Geborgenheit entstehen. Die Bauchdecke und die Bauchmuskeln können sich entspannen. Spüren Sie die Atembewegung unter Ihren Händen? Sie nehmen wahr, wie sich der Bauchraum in der Ausatmung einzieht und in der Einatmung weitet und vorwölbt. Verweilen Sie eine Weile in der Beobachtung der Atembewegung unter Ihren Händen.

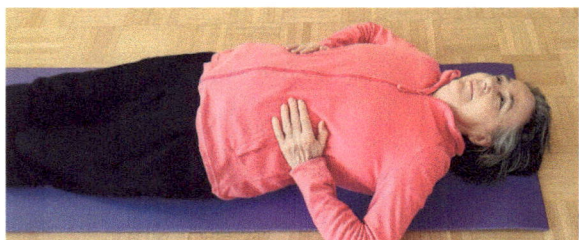

Hände liegen seitlich auf dem Brustkorb

Legen Sie nun Ihre Hände rechts und links auf die Seiten des Brustkorbs, auf die unteren Rippen oberhalb der Taille. Sie spüren auch hier Ihre Atembewegung. Ist die Bewegung stärker oder weniger stark als im Bauchraum? In der Ausatmung zieht sich der Brustkorb zusammen. Bei der Einatmung weitet er sich.

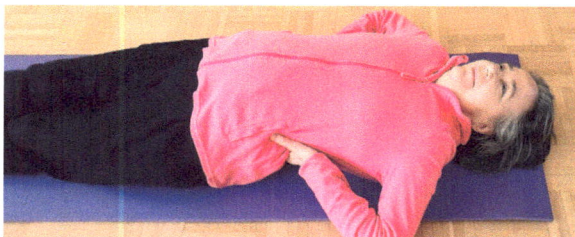

Hände liegen auf den Nieren

Nach einer Weile legen Sie Ihre Hände auf die Nieren im Rücken. Sie können Ihre Handflächen oder Handrücken nehmen, wie es für Sie bequemer ist. Nehmen Sie auch hier eine kleine Atembewegung wahr? Lassen Sie sich Zeit in der Wahrnehmung.

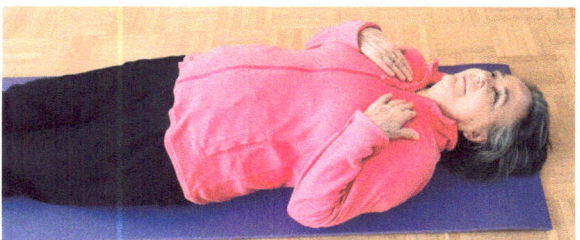

Hände liegen auf dem Brustkorb

Anschließend legen Sie Ihre Hände vorne oben auf den Brustkorb. Die Finger liegen unterhalb der Schlüsselbeine. Auch hier ist eine kleine Atembewegung zu spüren. Wahrscheinlich ist sie nicht so groß wie im Bauchraum.

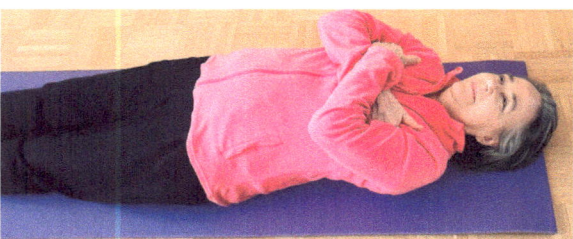

Hände liegen in den Achselhöhlen

Legen Sie Ihre Hände nun über Kreuz in die Achselhöhlen. Die Fingerspitzen der rechten Hand liegen in der linken Achselhöhle und die linken Fingerspitzen liegen in der rechten Achselhöhle. Die Daumen bleiben auf dem Brustkorb liegen. Auch hier ist eine kleine Atembewegung des Brustkorbs spürbar.

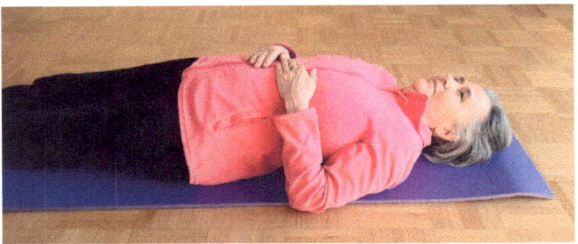

Hände liegen wieder auf dem Bauch

Zum Abschluss legen Sie noch einmal Ihre Hände auf den Bauch. Sie nehmen wahr, dass sich mit jedem Atemzug Ihre Körperwände bewegen. Es ist ein stetes Bewegtsein und Pulsieren. Sie spüren die Tiefe Ihrer Atembewegung im Bauchraum, in den Seiten, im Rücken und im Brustkorb. Jede Zelle im Körper atmet und pulsiert. Tiefe Entspannung kann sich heilend im Körper ausbreiten. Der Atemrhythmus wird ruhig und gleichmäßig. Innere Ruhe und Frieden können einkehren!

2. Wahrnehmungsübung: Hände entlang des Zwerchfellmuskels auflegen

In dem Kapitel »Das Zwerchfell« habe ich diesen Hauptatemmuskel und dessen Verlauf genauer beschrieben.

In dieser Übung möchte ich Sie bitten, Ihre Hände nacheinander auf den Bauch, die Seiten, den Rücken und den Burstkorb zu legen. Sie erforschen so mit Hilfe Ihrer Vorstellung die Lage des Zwerchfells rund um den Brustkorb und die einzelnen Organe, die unterhalb und oberhalb des Zwerchfells liegen. Mit jedem Atemzug erhalten alle Organe durch die Atembewegung Unterstützung. Die Organe in der Körpermitte sind häufig mit Gefühlen assoziiert. Sie können sich Zeit nehmen, in den Körper hineinzuspüren und dabei tief zu entspannen.

Übung:

Legen Sie sich bequem auf den Rücken. Sie können diese Atementspannung auch im Sitzen machen.

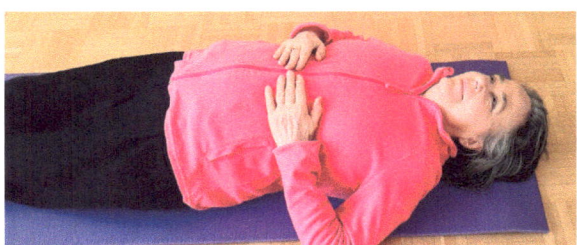

Hände liegen auf dem Magen

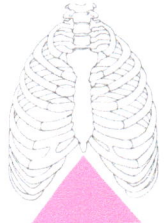

Das Epigastrische Dreieck

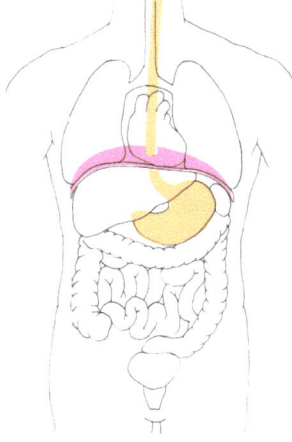

Der Magen

Legen Sie Ihre Hände auf den Magen. Tasten Sie nun den Rippenbogen rechts und links oberhalb des Magens ab. Die Rippen kommen hier in einem Winkel, dem sogenannten Epigastrischen Winkel am Brustbein zusammen. Wenn Sie hier kräftiger hineindrücken, spüren Sie vielleicht einen stärkeren Schmerz. Das Zwerchfell ist hier angewachsen und durch die Wölbung stark aufgespannt und daher auch häufig verspannt und schmerzhaft.

Unterhalb des Zwerchfells liegt der Magen. Ihre Handflächen liegen nun sanft auf dem Magen. Ein angespannter Zwerchfellmuskel und Magenschmerzen bedingen sich oft gegenseitig. Liegen die Hände auf diesem Bereich, kann sich das Zwerchfell entspannen und auch der Magen kann sich beruhigen.

Führen Sie Ihre Aufmerksamkeit in Ihre Handinnenflächen und spüren, ob Ihre Hände eher warm oder kühl sind. Vielleicht breitet sich ein beruhigendes und beschützendes Gefühl aus. Sie spüren eine sanfte Atembewegung. In der Ausatmung zieht sich die Bauchdecke ein wenig ein und in der Einatmung wölbt sie sich.

Wandern Sie mit Ihrer Vorstellung in das Körperinnere. Wie bewegt sich das Zwerchfell? Wie kommt diese Atembewegung zustande? Der Zwerchfellmuskel senkt sich in der Einatmung und der Brust- und Bauchraum weiten sich. In der Ausatmung bewegt sich das Zwerchfell wieder nach oben in die kuppelförmige Ruhestellung. Die Bauchdecke zieht sich ein.

Wie stellen Sie sich den Magen vor? Welche Form hat er? Welche Farbe hat der Magen? Wo liegt er genau? Es spielt keine Rolle, ob Ihre Vorstellungen anatomisch richtig sind.

Merken Sie, dass Ihr Zwerchfellmuskel sich mehr und mehr entspannen kann? Können Sie sich vorstellen, wie Ihr Magen mit der sanften Atembewegung gleichmäßig massiert wird und sich auch entspannen kann?

Wir kennen die Redensart: »Etwas schlägt mir auf den Magen«. Wir wissen, wenn wir Ärger oder Stress empfinden, so spüren wir dies häufig im Magen. Lernen wir, durch unsere Atmung diesen Körperbereich zu beruhigen, so kann sich auch unser Gemüt beruhigen.

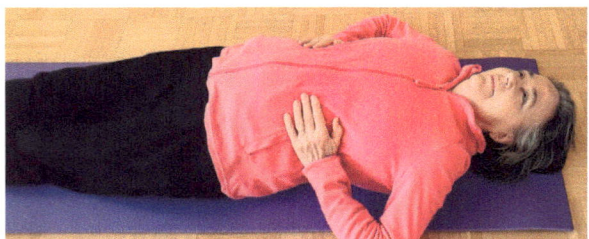

Hände liegen auf der Leber und der Milz

Nun legen Sie Ihre rechte Hand auf die Leber, also auf die rechte Körperseite und Ihre linke Hand vorne auf die linke Körperseite. Dort befindet sich die Milz.

Ihre Hände liegen auf den unteren Rippenbögen rechts und links. Hier ist der Zwerchfellmuskel angewachsen. Sie spüren auch hier die Atembewegung des Zwerchfells. In der Ausatmung zieht sich der Brustkorb ein wenig zusammen und in der Einatmung weitet er sich.

Unterhalb Ihrer rechten Hand liegt die Leber. Die Leber ist direkt mit dem Zwerchfell verwachsen. Wie groß mag die Leber sein? Welche Form hat sie? Haben Sie eine Vorstellung von der Farbe der Leber? Sie ist ein zentrales Organ für unseren Stoffwechsel und ein wichtiges Entgiftungsorgan. Können Sie sich vorstellen, dass die Leber mit jedem Atemzug kräftig unterstützt wird?

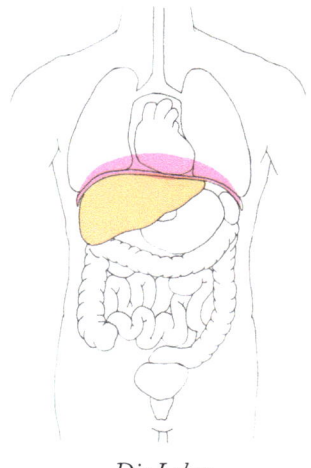

Die Leber

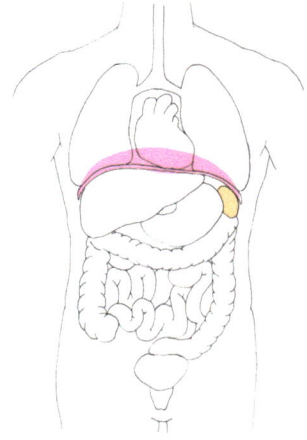

Die Milz

»Ist dir eine Laus über die Leber gelaufen?« wird jemand angesprochen, der schlechte Laune hat. Die Redewendung zeigt, dass wir dem Organ »Leber« Gefühle des Ärgers und des Gereiztseins zuschreiben. Mit einer ruhigen Atmung können auch die Gefühle des Ärgers schneller beruhigt und integriert werden. Eine regelmäßige tiefe Atmung unterstützt die Arbeit der Leber.

Wandern Sie nun mit Ihrer Aufmerksamkeit auf die linke Seite. Spüren Sie unter Ihrer linken Hand eine sanfte Atembewegung? Hier tief im Körperinneren liegt die Milz. Was haben Sie für eine Vorstellung von der Milz? Wie groß ist sie? Welche Form und welche Farbe hat sie in Ihrer Vorstellung? Was ist ihre Aufgabe?

Sie ist verantwortlich für die Blutbildung und die Abwehr von Krankheitserregern im Bauchraum. Auch die Milz wird mit jedem Atemzug unterstützt.

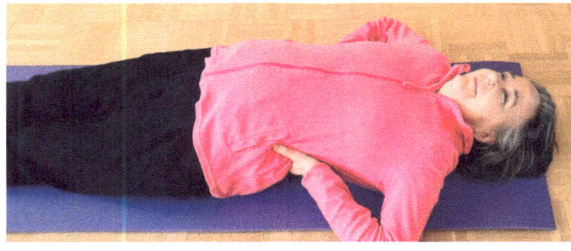

Hände liegen auf den Nieren

Wandern Sie weiter mit Ihren Händen in den Rücken und legen Sie die Handflächen oder die Handrücken auf Ihre Nieren rechts und links. Legen Sie Ihre Hände so, dass es für Sie bequem ist.

Können Sie auch hier im Rücken eine kleine Atembewegung spüren – ein Zusammenziehen in der Ausatmung und ein Weiterwerden des Brust- und Bauchraums in der Einatmung? Haben Sie eine Vorstellung von der Lage des Zwerchfells im Rücken? Wie bewegt es sich? Auch hier senkt sich der Zwerchfellmuskel in der Einatmung und der

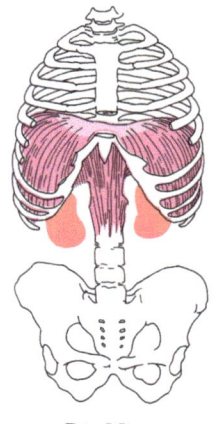

Die Nieren

gesamte untere Brustraum im Rücken weitet sich. In der Ausatmung bewegt sich das Zwerchfell wieder nach oben in die Ruhestellung. Der Brust- und Bauchraum verengen sich.

Welche Vorstellung haben Sie von den Nieren? Wie groß sind sie? Welche Form haben sie und welche Farbe? Was ist Ihre Aufgabe?

Die Nieren filtern das Blut und sind wie Klärwerke. Sie sorgen dafür, dass Gift- und Abfallstoffe über den Urin aus dem Körper ausgeschieden werden. Sie regulieren den Wasserhaushalt im Körper und haben zugleich Einfluss auf unseren Blutdruck.

Die Nieren liegen unterhalb des Zwerchfells. Mit jedem Atemzug werden unsere Nieren unterstützt.

»Mir geht etwas an die Nieren« drückt häufig eine Angst aus, die innerlich belastend ist. Oft ist dieses Gefühl verbunden mit einem Konflikt mit einem Mitmenschen oder der Sorge um einen lieben Menschen. Liegen die Hände wärmend auf den Nieren, so kann die beruhigende Atmung wieder Klarheit und Offenheit für Lösungsschritte möglich machen.

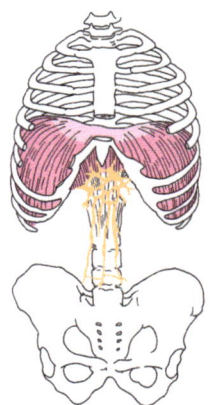

Legen Sie Ihre Hände nun wieder auf den Magen. Sie nehmen eine Atembewegung wahr – ein Zusammenziehen in der Ausatmung und eine Weiterwerden des Brust- und Bauchraums in der Einatmung.

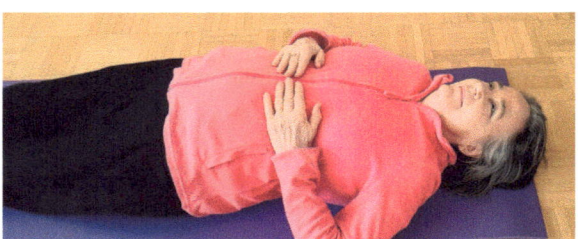

Das Sonnengeflecht   *Hände liegen auf dem Sonnengeflecht*

Stellen Sie sich nun vor, dass unter Ihren Händen im tiefen Inneren vor der Wirbelsäule das Sonnengeflecht, der Solarplexus liegt. Dieses Nervenzentrum, ein Teil des Autonomen Nervensystems, bringt uns immer wieder in die Balance von Ruhe und Aktivität. Das Sonnengeflecht wird mit jedem Atemzug, mit jeder Bewegung des Zwerchfells gestärkt und beruhigt und bringt uns innere Ausgeglichenheit.

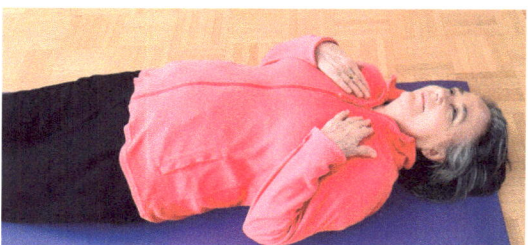

Hände liegen auf dem Brustkorb

Legen Sie Ihre Hände oben auf den Brustkorb. Nachdem Sie die Organe unterhalb des Zwerchfells erforscht haben, wandern Sie nun mit Ihrer Vorstellung zu den Organen oberhalb des Zwerchfells.

Stellen Sie sich die beiden Lungenflügel vor. Der rechte Lungenflügel ist in drei Lungenlappen unterteilt und der linke Lungenflügel nur in zwei, da hier das Herz liegt. Spüren Sie, wie sich der Brustkorb bei jeder Ausatmung ein wenig zusammenzieht und in der Einatmung wieder weit wird? Die Lungen ziehen sich zusammen, die Ausatemluft strömt hinaus und durch den Unterdruck im Brustkorb strömt in der Einatmung wieder Luft ein und lässt die Lungen weit werden.

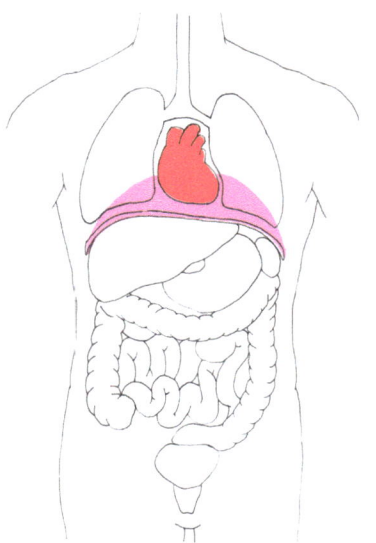

Das Herz ist mit dem Zwerchfell verbunden. Der Herzmuskel wird mit jeder Bewegung des Zwerchfells massiert und wird dadurch regelmäßig mit jedem Atemzug gekräftigt. Auch die Herzkranzgefäße werden unterstützt.

»Es geht uns etwas zu Herzen« ist ein Ausdruck von Mitgefühl und Zuneigung. »Das Herz hüpft« vor Liebe und Freude. So kann unsere Atmung uns immer wieder mit unseren »Herzensanliegen« verbinden und innere Ausgeglichenheit herstellen.

Die beiden Lungenflügel und das Herz

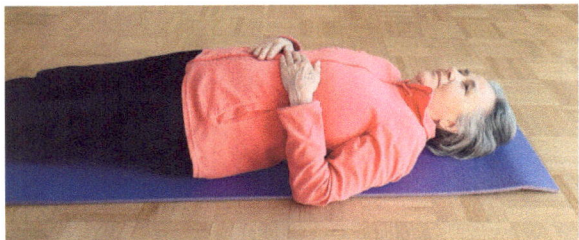

Hände liegen auf dem Oberbauch

Zum Abschluss legen Sie noch einmal die Hände auf den Oberbauch.

Stellen Sie sich bewusst die Organe unter- und oberhalb des Zwerchfells vor. Oberhalb des Zwerchfells liegen die Lungen und das Herz, unterhalb des Zwerchfells der Magen, die Leber, die Milz und im Rücken die Nieren zusammen mit dem Sonnengeflecht.

Durch die tiefe Atembewegung in der Körpermitte erhalten alle Organe mit jedem Atemzug Unterstützung. Sie werden kräftig massiert!

Zudem sind diese Organe auch eng mit unserem Gemüt, den Gefühlen von Liebe und Mitgefühl, aber auch Ärger, Sorge und Angst verbunden. Können wir in dieser tiefen ruhigen Atmung verweilen, kann sich auch unser Gemüt zutiefst entspannen.

Unsere Seele findet Frieden. Frieden und Gelassenheit tragen zu guter Gesundheit bei.

3. Atemmuskeltraining

Übungen im Sitzen

Bei allen Übungen führen Sie die Dehnung nur so weit durch, wie es angenehm ist. Atemübungen sind immer achtsam und sanft auszuführen. Gehen Sie nicht über die Schmerzgrenze! Ein sanftes inneres Lächeln ist dabei! Nicht anstrengen!

1. Übung: Sich Dehnen in alle Richtungen

Beim Dehnen und Strecken in alle Richtungen mobilisieren Sie den Brustkorb, die Schultern und den gesamten Rücken bis hinunter zum Beckenraum. Besonders am Morgen werden Sie mit dieser Übung wach und vital für Ihre Tagesaktivitäten. Sie nehmen sich Raum und geben sich Weite. Die größere Beweglichkeit des Brustraums macht die Atmung frei und leicht.

Die Anwendung der Übung ist auch bei einem chronischen produktiven Husten sehr hilfreich, um abzuhusten.

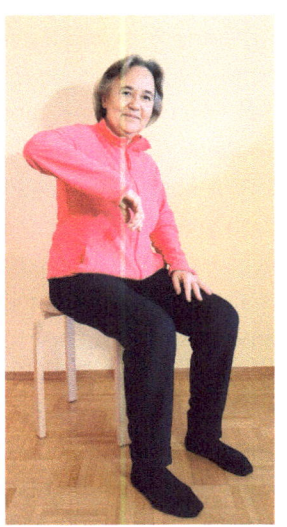
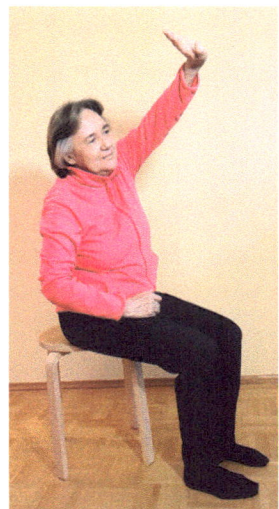
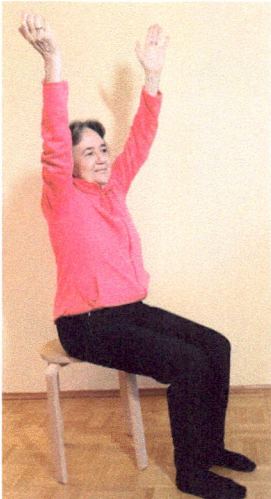

Sich dehnen in alle Richtungen

Sie sitzen bequem und aufrecht.

Sie dehnen sich achtsam mit dem rechten Ellbogen in den Raum in alle Richtungen, langsam, so wie es angenehm ist. Sie beziehen den ganzen Körper, Oberkörper, Gesäß, Kopf mit in die Bewegung ein. Sie atmen weiter, öffnen nun die rechte Hand und dehnen sich vom Handgelenk aus mit dem gesamten Arm noch weiter und größer in den Raum. Sie geben sich viel Raum und Weite in alle Richtungen, ebenfalls langsam, achtsam mit dem Atem verbunden, den ganzen Körper miteinbeziehend. Dann führen Sie den Arm wieder nach unten und spüren in einer kurzen Ruhepause nach. Empfinden Sie die beiden Körperhälften unterschiedlich?

In der gleichen Weise führen Sie achtsam die Bewegung mit dem linken Ellbogen und dann mit der linken Hand und dem gesamten linken Arm aus und dehnen sich weit.

Anschließend führen Sie die Dehnung mit beiden Armen aus.

Spüren Sie einen Moment nach und fühlen den großen Raum um sich und die Weite Ihres Atems.

2. Übung: Dehnung des Brustkorbs

Die seitliche Dehnung des Brustkorbs kräftigt vor allem die Zwischenrippenmuskeln und den Zwerchfellmuskel.

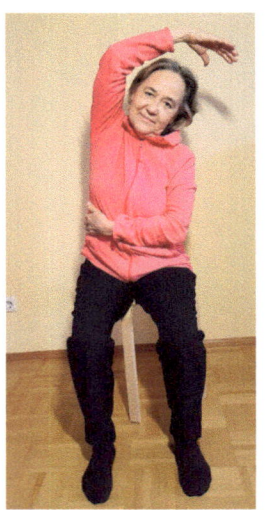 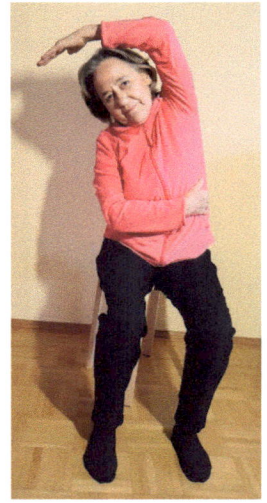

Sie sitzen bequem und aufrecht.

Sie strecken den rechten Arm zur Seite aus. Die Handfläche zeigt nach oben. Dann führen Sie den Arm nach oben über den Kopf zur linken Seite. Sie dehnen die rechte Seite des Brustkorbs. Sie legen die linke Hand auf die gedehnte Seite des Brustkorbs, um die Atembewegung intensiver zu spüren. Sie spüren die Dehnung in der rechten Körperseite, im Brustkorb und weiter über die Dehnung in der Achselhöhle bis in die Fingerspitzen. Verbleiben Sie einige Atemzüge in der Dehnung. Dabei kann sich auch der Kopf ein wenig zur Seite nach links neigen. Genießen

Dehnen des Brustkorbs

Sie die Dehnung der rechten Körperseite drei bis fünf Atemzüge lang. Dann führen Sie mit der Ausatmung langsam den rechten Arm wieder nach unten. Sie spüren nach: Stellen Sie einen Unterschied der gedehnten Seite zur anderen Seite fest? Wie würden Sie den Unterschied beschreiben? Fühlt er sich lockerer, freier, weiter, größer an? Spüren Sie eine stärkere Atembewegung des Brustkorbs auf der gedehnten Seite?

In der gleichen Weise dehnen Sie die linke Seite.

3. Übung: Lockerung der Schultern

Muskelverspannungen in den Schultern und im Nacken schränken die Atmung ein und können mit zur Atemnot beitragen.

Mit dieser Übung können Sie in kurzer Zeit schnell und effektiv die Schultern lockern!

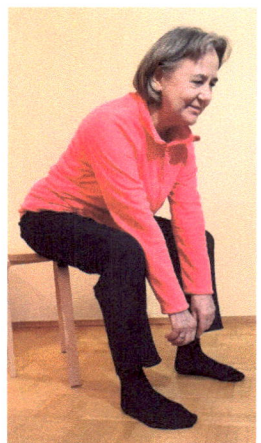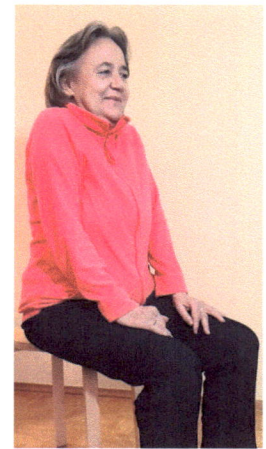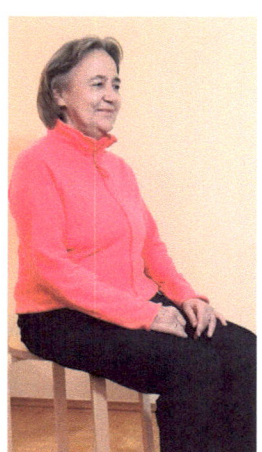

Lockerung und Kurzentspannung der Schultern

Sie sitzen bequem und aufrecht.

Beugen Sie sich ein wenig nach vorn und lassen Sie die Schultern hängen. Schütteln Sie die Schulterblätter, die Schultergelenke, die Ellbogen- und Handgelenke aus und lockern sie. Richten Sie sich dann langsam auf und führen Ihre Schultern hoch zu den Ohren. Sie spannen alle Muskeln im Schulterbereich an und legen den Kopf dabei ein wenig in den Nacken. Atmen Sie weiter und halten die Spannung für einen kurzen Moment. Dann lassen Sie achtsam und langsam die Schultern nach unten und nach hinten sinken. Sie lassen im Schulter- und Nackenbereich bewusst los. So können sich die Muskeln des Nackens und der Schultern entspannen.

Sie können diese Übung auch gut im Stehen machen.

4. Übung: Schulterkreisen im eigenen Atemrhythmus

Ein langsames und bewusstes Kreisen lockert und entspannt die Schultergelenke und die Atmung kann ruhig und gleichmäßig werden.

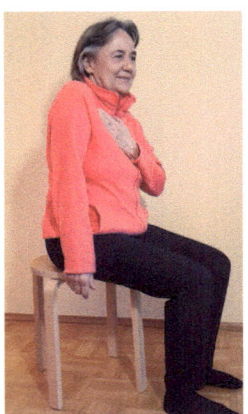 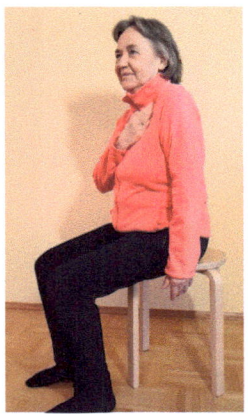 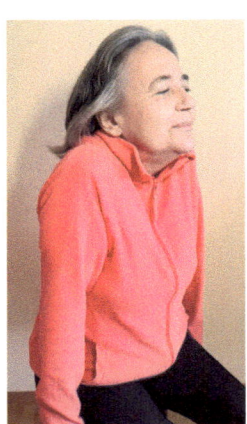

Schulterkreisen im eigenen Atemrhythmus

Sie sitzen bequem und aufrecht.

Kreisen Sie zunächst mit der linken Schulter. Dazu legen Sie die rechte Hand auf den Brustkorb unterhalb des linken Schlüsselbeins. Lassen Sie den linken Arm hängen. Führen Sie die linke Schulter hoch zum linken Ohr und kreisen mit der Schulter nach hinten, nach unten und nach vorne in weichen geschmeidigen Kreisen – drei bis fünf Mal. Beim Hinunterführen der Schulter entsteht automatisch die Ausatmung und beim Hinaufführen der Schultern folgt die Einatmung. Ein regelmäßiger Atemrhythmus kann sich einstellen.

Nun führen Sie die kreisenden Bewegungen in die andere Richtung aus - mit der gleichen Schulter, nach oben, nach vorn, nach unten und nach hinten. Sie nehmen den ruhigen regelmäßigen Atemrhythmus wahr. Genießen Sie die kreisende Bewegung drei bis fünf Mal.

In der gleichen Weise führen Sie die kreisenden Bewegungen mit der rechten Schulter durch. Legen Sie Ihre linke Hand auf den Brustkorb unterhalb des rechten Schlüsselbeins und kreisen zuerst in die eine Richtung und dann in die andere Richtung in Ihrem Atemrhythmus, jeweils drei bis fünf Mal.

Anschließend führen Sie beide Schultergelenke, in kreisenden Bewegungen in die eine und dann in andere Richtung.

Spüren Sie schließlich nach und lassen in den Schultern los. Alle Muskeln und Sehnen können sich entspannen. Sie können sich auch vorstellen, dass alle Last von Ihren Schultern abfällt.

Sie können diese Übung auch gut im Stehen machen.

5. Übung mit einem Tuch

Bei dieser Übung nehmen Sie bewusst die Atembewegung im unteren Brustraum und im Bauchraum wahr. Die Atemmuskulatur, vor allem das Zwerchfell und die Bauchmuskulatur werden gelockert und gekräftigt. Zugleich fühlen Sie eine wohltuende Stärkung und Aufrichtung im Rücken.

Für diese Übung brauchen Sie einen breiten Schal oder ein großes, schmales Tuch oder ein schmales längeres Handtuch.

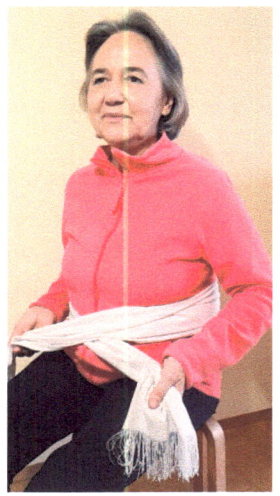

Kräftigung des
Brustkorbs mit Tuch

Sie sitzen bequem und aufrecht.

Legen Sie den Schal oder das Tuch um den unteren Brustkorb und die Nieren. Vorne halten Sie die beiden Enden des Tuches mit den Händen über Kreuz fest.

Sie atmen aus und ein. Sie spüren bei der Einatmung, wie der Brustkorb sich weitet und in der Ausatmung wieder schmaler wird. Sie nehmen bewusst die tiefe Atembewegung wahr.

Nun können Sie bei der nächsten Ausatmung das Tuch ein wenig straffer zusammenziehen und der Brustkorb wird schmal.

In der Einatmung lösen Sie das Tuch ein wenig und der Brustraum weitet sich. Genießen und spüren Sie danach in Ruhe die verstärkte Atembewegung ein oder zwei Atemzüge lang. Dann ziehen Sie wieder in der nächsten Ausatmung das Tuch fester und lassen es anschließend in der Einatmung locker. Wiederholen Sie die Übung drei bis fünf Mal.

Achten Sie dabei darauf, dass die Schultern nicht hochgezogen werden, sondern entspannt bleiben. Auch bei dieser Atemübung strengen Sie sich nicht an, sondern genießen die sanfte Bewegung in Ihrem Atemrhythmus. Sie spüren, wie auch der Rücken sich mehr und mehr aufrichten und zugleich entspannen kann.

Behalten Sie anschließend das Tuch noch einige Zeit wie einen Nierengurt um den Rücken und Bauch gebunden. Sie spüren und genießen eine weiche angenehme Atembewegung in der Körpermitte. Der Brustkorb, der Rücken und der gesamte Körper können sich mehr und mehr entspannen und sind zugleich gestärkt.

6. Übung: Kräftigung der Brust- und Bauchmuskeln

In dieser Dehnübung kräftigen Sie vor allem die Bauchmuskeln, das heißt die geraden und seitlichen Bauchmuskeln. Dabei stärken Sie zugleich den Zwerchfellmuskel, da die seitlichen schrägen Bauchmuskeln maßgeblich an der Bewegung und damit Kräftigung des Zwerchfellmuskels beteiligt sind. Eine tiefe Atmung kann sich einstellen. Zugleich können Sie durch diese Übung erfahren, welche große Wirkung eine einfache Dehnübung auf die Kräftigung und Beweglichkeit des Körpers hat.

Achten Sie bei dieser Übung sehr bewusst darauf, sich nur so weit zu drehen und zu dehnen, wie es angenehm ist. Gehen Sie nicht über Ihre Schmerzgrenze.

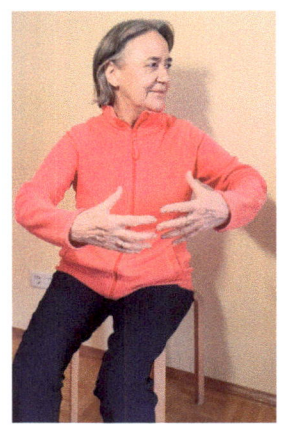

Dehnung des Bauchraums

Sie sitzen bequem und aufrecht. Der untere Rücken ist entspannt.

Sie breiten die Arme nach vorne aus und stellen sich vor, einen großen Ball in den Armen zu halten. Nun führen Sie den Ball zur rechten Seite, der Oberkörper dreht sich, der Kopf geht mit und die Augen gehen mit. Mit den Augen gehen Sie noch ein wenig weiter. Dann merken Sie sich den Punkt, den Ihre Augen ohne Anstrengung in der Ferne sehen können. Sie spüren die Dehnung der schrägen Bauchmuskeln und atmen weiter. Sie bleiben in der Dehnung zwei bis drei Atemzüge.

Dann führen Sie langsam den Ball wieder nach vorne und entspannen die Schultern.

Führen Sie nun den Ball zur anderen, zur linken Seite, auch jetzt gehen Oberkörper, Kopf und Augen mit in die Drehung. Die Augen wandern noch ein Stückchen weiter ohne Anstrengung! Wieder merken Sie sich den Punkt, den Sie gerade noch in der Drehung in der Ferne sehen können. Sie atmen zwei bis drei Atemzüge und spüren die Dehnung der Muskeln im Bauchraum. Führen Sie nun den Ball langsam wieder nach vorne und entspannen die Schultern.

Führen Sie nun die Drehungen ein zweites Mal durch. Zuerst zur rechten und dann zur linken Seite. Sie können dabei feststellen, dass Sie in der zweiten Drehung mit den Augen weiter in der Entfernung kommen als beim ersten Mal. Wie groß ist der Unterschied sowohl rechts und auch links? Wieviele Zentimeter sind es?

Diese Übung zeigt anschaulich, welche große Wirksamkeit einfache Dehnungsübungen auf die Kräftigung und Beweglichkeit des Körpers haben.

Spüren Sie nach diesen Dehnungen eine verstärkte Atembewegung im Bauchraum? Die Bauchmuskeln und die Muskeln des Brustkorbs wurden gedehnt, gelockert und gekräftigt.

Atemmuskeltraining
Übungen im Liegen

Alle Übungen im Liegen werden sanft ausgeführt. Führen Sie die Dehnung nur so weit durch, wie es angenehm ist. Gehen Sie nicht über die Schmerzgrenze! Ein sanftes inneres Lächeln ist dabei! Nicht anstrengen!

Alle Übungen können Sie bequem auf einer Gymnastikmatte oder aber auch auf Ihrem Bett machen.

1. Übung: Dehnungsbrücke

Diese Übung dehnt die rechte und linke Körperseite vor allem im Brustkorbbereich. Verspannte Muskeln im Rücken werden bewusst gelöst. Eine tiefe Atmung kann sich einstellen.

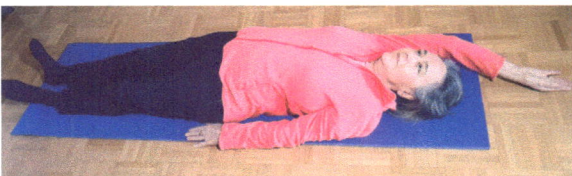

Dehnungsbrücke rechter Arm

Sie liegen entspannt in der Rückenlage.

Sie legen Ihren rechten Arm gestreckt nach hinten, hinter dem Kopf ab – nur so weit, wie es Ihnen möglich ist. Gleichzeitig schieben Sie die rechte Ferse nach vorne und dehnen das rechte Bein.

Sie spüren die Dehnung in der gesamten rechten Körperseite und atmen dabei weiter. Sie lassen zugleich bewusst alle Muskeln im Rücken los. Sie entspannen die Schultern, den Brustkorb, die Schulterblätter, den unteren Rücken und das Gesäß. Genießen Sie die Dehnung der rechten Seite mindestens fünf Atemzüge oder auch länger. Sie spüren die Atembewegung – das Entspannen in der Ausatmung und die Weitung des Brust- und Bauchraums in der Einatmung.

Dann legen Sie langsam den rechten Arm neben den Körper und entspannen das rechte Bein. Der Fuß fällt leicht zur Seite. Sie spüren nach. Wie empfinden Sie die Tiefe der Atmung? Wo spüren Sie besonders die Atembewegung? Nehmen Sie sie in der Körpermitte wahr?

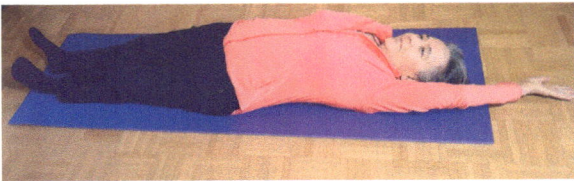

Dehnungsbrücke linker Arm

Wiederholen Sie die Übung mit Ihrem linken Arm und strecken die linke Ferse vor. Lassen Sie zugleich die Muskeln im Rücken locker und entspannt. Genießen Sie die Dehnung der linken Seite mindestens fünf Atemzüge oder auch länger. Nachdem Sie den linken Arm wieder neben den Körper gelegt und das Bein entspannt haben, spüren Sie nach.

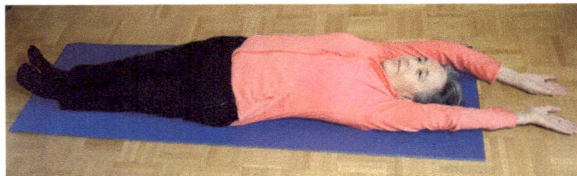

Dehnungsbrücke beide Arme

Anschließend legen Sie achtsam und langsam beide Arme hinter Ihrem Kopf ab – nur so weit, wie es angenehm ist – und strecken beide Fersen nach vorne. Lassen Sie alle Muskeln im Rücken sich vollkommen entspannen und genießen Sie gleichzeitig die Dehnung beider Körperseiten! Spüren Sie die Atembewegung! Genießen Sie die Dehnung mindestens fünf Atemzüge oder auch länger.

Zum Abschluss entspannen Sie beide Beine wieder und legen die Arme neben Ihren Körper. Sie spüren nach und genießen die »lebendigen, wachen, bewegten« Seiten!

Sie fühlen, wie Ihr Atem sich nun frei und weit entfalten kann.

2. Übung: Mondsichel

In dieser Übung wird vor allem die Brustkorbmuskulatur gedehnt und gekräftigt. Achten Sie dabei darauf, dass der Rücken entspannt bleibt.

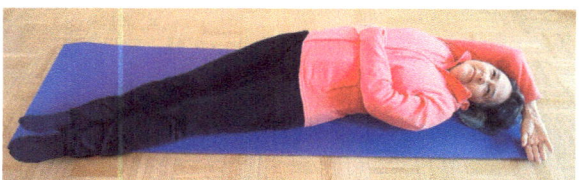

Mondsichel rechts

Sie liegen bequem auf dem Rücken.

Führen Sie Ihren rechten Arm nach oben über den Kopf in seitlichem Bogen zur linken Seite nur so weit, wie es angenehm ist. Der Rücken und das Gesäß bleiben dabei entspannt auf der Unterlage liegen. Führen Sie beide Beine, die ebenfalls auf der Unterlage liegen bleiben, in einem Bogen zur linken Seite. Ihre rechte Seite wird gedehnt und spannt sich nun zu einem Bogen wie eine Mondsichel. Legen Sie die linke Hand auf die rechte Körperseite. So können Sie die Atembewegung bewusster wahrnehmen. Spüren Sie die Dehnung der rechten Seite? Achten Sie darauf, dass der Rücken dabei völlig entspannt auf der Unterlage liegen bleibt. Spüren Sie die Atembewegung – das Weitwerden in der Einatmung und wieder Entspannen des Brustkorbs in der Ausatmung. Genießen Sie die Dehnung fünf Atemzüge oder auch länger.

Führen Sie Ihre Beine und Arme wieder langsam in die Ausgangsstellung und spüren Sie nach. Wie fühlt sich die rechte Seite an? Spüren Sie einen Unterschied zwischen der rechten und der linken Seite? Fühlt sich die rechte Seite bewegter, weicher, wärmer an? Spüren Sie die Atembewegung?

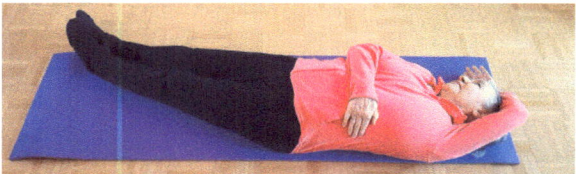

Mondsichel links

Dehnen Sie nun die linke Seite in der gleichen Weise. Achten Sie darauf die Muskeln im Rücken zu entspannen. Führen Sie nach einigen Atemzügen Arme und Beine wieder in die Ausgangsposition.

Anschließend bleiben Sie für eine Weile in der entspannten Rückenlage liegen, nehmen bewusst die vertiefte Atembewegung im Brust- und Bauchraum wahr und genießen den belebten Körper.

3. Übung: Knie anziehen

In dieser Übung werden die Knie zunächst jeweils einzeln und dann zusammen zum Brustkorb gezogen. Hierbei wird der untere Rücken gedehnt. Sie können die Atembewegung bis in den Beckenraum spüren. Die Zwerchfellmuskelstränge im Rücken werden gedehnt und gekräftigt.

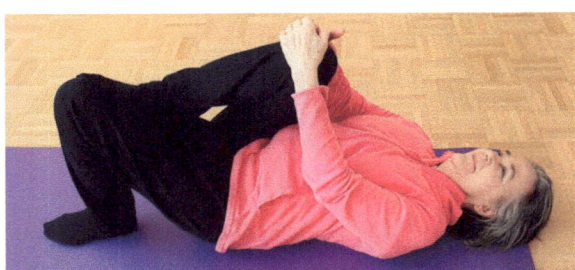

rechtes Knie anziehen

Sie liegen bequem auf dem Rücken und stellen Ihre Füße auf.

Umfassen Sie Ihr rechtes Knie und ziehen es soweit zur Brust, wie es angenehm ist. Genießen Sie die Dehnung im unteren Rücken, in den Gesäßmuskeln und im Oberschenkel. Sie können die Atembewegung bis tief in den unteren Rücken und im Beckenraum spüren – das Weitwerden in der Einatmung und die Entspannung in der Ausatmung. Führen Sie diese Dehnung mindestens drei bis fünf Atemzüge aus.

Stellen Sie nun den Fuß wieder auf und spüren Sie nach. Spüren Sie die Atembewegung im Bauch- und Beckenraum?

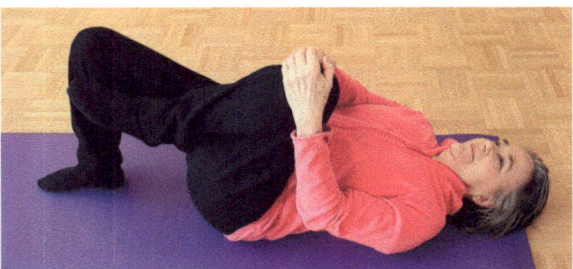

linkes Knie anziehen

Umfassen Sie nun das linke Knie mit den Händen, ziehen es zur Brust und nehmen bewusst die tiefe Atembewegung wahr. Genießen Sie die Dehnung drei bis fünf Atemzüge. Stellen Sie wieder den Fuß auf und spüren Sie nach.

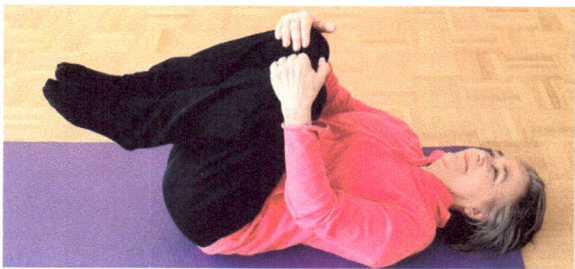

beide Knie anziehen

Führen Sie anschließend beide Knie zur Brust und umfassen sie mit beiden Händen. Sie bleiben bewusst mit Ihrer Aufmerksamkeit bei der Atembewegung im Beckenraum drei bis fünf Atemzüge lang. Stellen Sie die Füße wieder auf und spüren Sie nach.

Strecken Sie anschließend langsam in der Ausatmung die Beine aus. Spüren Sie die Tiefe der Atmung? Wo empfinden Sie die Atembewegung besonders intensiv? Können Sie die Atembewegung bis in den Beckenraum und bis zum Beckenboden spüren? Auch der Rücken ist belebt und entspannt.

4. Übung: Knieschaukel

Mit der Knieschaukel werden vor allem die geraden und schrägen Bauchmuskeln trainiert. Durch die Beweglichkeit und Kräftigung dieser Muskeln wird das Zwerchfell geschmeidig gehalten. Gleichzeitig wird der Brustkorb geweitet. Die Zwischenrippenmuskeln werden gekräftigt. Verspannungen im Nacken können sich lösen.

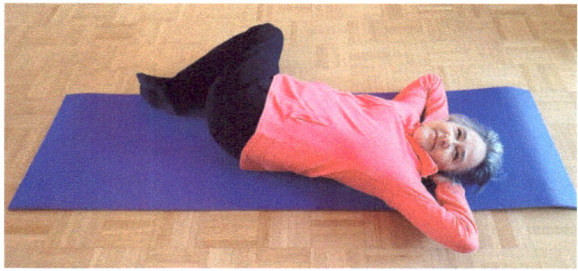

Knieschaukel rechts

Sie liegen bequem auf dem Rücken.

Stellen Sie Ihre Füße auf. Die Füße und die Knie berühren sich.

Lassen Sie langsam in der Ausatmung beide Knie zur rechten Seite sinken. Legen Sie Ihre Hände in den Nacken und drehen, wenn es Ihnen angenehm ist, den Kopf zu anderen Seite. Das Gesäß, der Rücken und die Schultern dürfen sich dabei vom Boden abheben.

Sie spüren die Dehnung in der linken Körperseite, in den Achselhöhlen, im Brustkorb, in den Gesäßmuskeln, in der Hüfte, im Oberschenkel und Unterschenkel. Genießen Sie das Dehnen, das Öffnen und Weitwerden des Brustkorbs. In der Vorstellung öffnet sich der Brustkorb wie ein Fächer oder eine Ziehharmonika. So werden die Zwischenrippenmuskeln gekräftigt. Der Brustkorb wird beweglich und dadurch kann sich auch die Lunge besser ausdehnen. Mit jedem Ausatemzug entspannen Sie gleichzeitig alle Muskeln, vor allem die Muskeln im Rücken und im Nacken. Genießen Sie die Dehnung mindestens fünf Atemzüge oder auch länger.

Nun führen Sie in der Ausatmung das obere Knie und dann auch das andere Knie wieder langsam in die Mittelposition und spüren einen Moment die verstärkte Atembewegung in der gedehnten Seite.

Lassen Sie nun Ihre Knie in der Ausatmung langsam zur linken Seite sinken und drehen den Kopf zur anderen Seite. Genießen Sie die Dehnung der rechten Seite mindestens fünf Atemzüge oder auch länger. Die Rückenmuskulatur bleibt ganz entspannt.

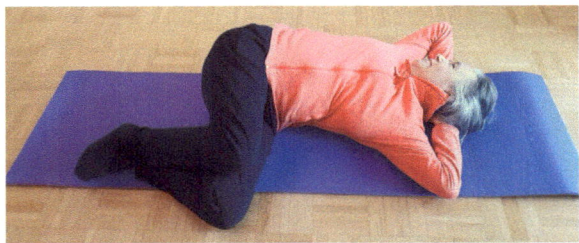

Knieschaukel links

Anschließend führen Sie das obere Knie und dann auch das andere Knie wieder langsam zur Mittelposition.

Sie haben beide Füße aufgestellt. Legen Sie Ihre Arme entspannt neben dem Körper ab und lassen Sie beide Beine langsam in der Ausatmung zum Fußende gleiten und spüren nach. Spüren und genießen Sie die bewegten lebendigen Seiten.

5. Übung: Arme ausbreiten

Während dieser Dehnung können Sie die Weite im Brustraum genießen.

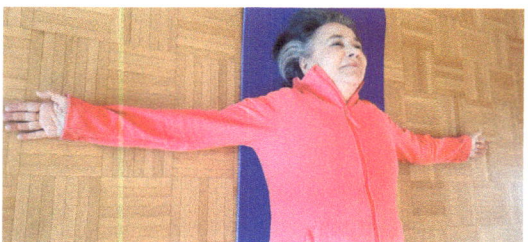

Beide Arme ausbreiten

Sie liegen bequem in der Rückenlage.

Breiten Sie Ihre Arme seitlich in Höhe Ihrer Schultern aus, so wie ein Adler seine Flügel weit ausbreitet. Die Handflächen zeigen zur Decke. Lassen Sie jegliche Anspannungen in den Schultern, in den Schulterblättern und im Rücken los. Genießen Sie die Weite im Brustkorb für drei bis fünf Atemzüge oder auch länger.

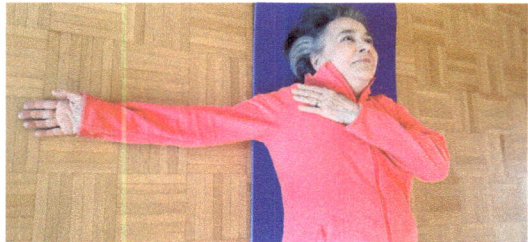

Rechten Arm ausbreiten

Lassen Sie den rechten Arm ausgebreitet liegen und legen die linke Hand auf die rechte Schulter. Der linke Arm liegt entspannt auf Ihrem Brustkorb. Genießen Sie die leichte Dehnung in ihrem linken Schultergelenk für einige Atemzüge. In der Atmung spüren Sie gleichzeitig die Weitung im Brustkorb. Dann breiten Sie beide Arme wieder aus und spüren nach. Sie lassen los in den Schultern und den Schulterblättern und können die Entspannung und die Atembewegung im Brustkorb genießen.

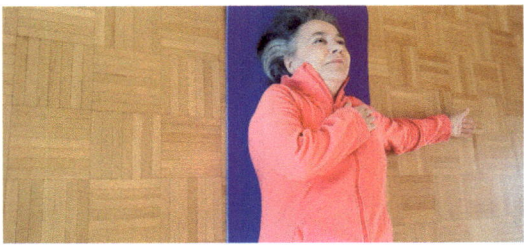

Linken Arm ausbreiten

Nun bleibt der linke Arm ausgebreitet auf der Unterlage liegen. Sie führen Ihre rechte Hand auf die linke Schulter. Sie genießen die sanfte Dehnung im rechten Schultergelenk und spüren die Atembewegung im Brustkorb. Nach einigen Atemzügen führen Sie den rechten Arm wieder in die Waagerechte. Sie spüren mit ausgebreiteten Armen nach und entspannen.

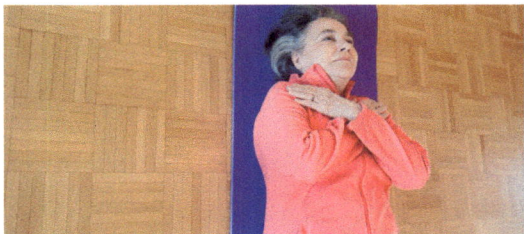

Beide Arme über Kreuz legen

Legen Sie nun beide Hände über Kreuz auf die Schultern, die rechte Hand auf die linke Schulter und die linke Hand auf die rechte Schulter. Genießen Sie die sanfte Dehnung in den Schultergelenken. Sie spüren die tiefe Atembewegung im Brustkorb und im Bauchraum für einige Zeit.

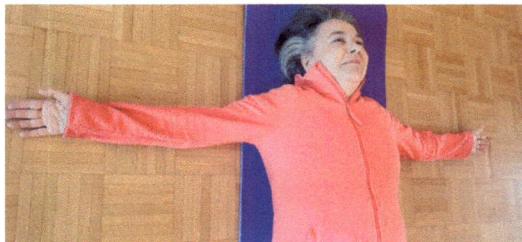

Beide Arme ausbreiten

Zum Abschluss breiten Sie noch einmal beide Arme weit und entspannt aus. Stellen sich noch einmal einen Adler vor, der seine Flügel ausbreitet. Der Rücken ist vollkommen entspannt. Sie genießen die Weite und Freiheit der Atmung im Brustraum.

4. Weitere Übungen

1. Übung: Die Wechselatmung

Die Wechselatmung kommt aus dem Yoga. Es ist eine gezielte Atemübung, in der abwechselnd durch das linke und dann durch das rechte Nasenloch geatmet wird. In den alten Schriften des Yoga werden drei wichtige energetische Kanäle, sogenannte »Nadis«, beschrieben, in denen Prana, unsere Lebenskraft, fließt. Sie heißen »Ida«, »Pingala« und »Sushumna«. »Ida« fließt durch das linke Nasenloch, »Pingala« durch das rechte Nasenloch und Sushumna durch den großen Nervenkanal, den Rückenmarkskanal, in der Wirbelsäule.

Übung: Sie atmen im Wechsel einmal mit dem einen Nasenloch und dann mit dem anderen Nasenloch. Dabei verengen Sie einmal das linke und dann das rechte Nasenloch, immer beginnend mit der Ausatmung.

    Sie können den Wechselatem morgens bei offenem Fenster oder draußen im Wald an frischer Luft machen. Es stärkt Körper, Geist und Seele.

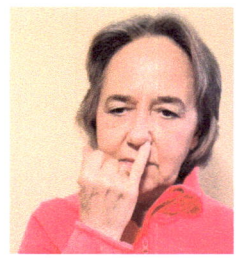
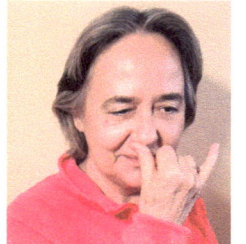

Die Wechselatmung

Hierzu ballen Sie die rechte Hand zur Faust. Dann strecken Sie Daumen und kleinen Finger aus. Zeigefinger, Mittelfinger und Ringfinger bleiben in der Handinnenfläche liegen. So können Sie gut zwischen dem linken und rechten Nasenloch wechseln.

Legen Sie den Daumen Ihrer rechten Hand sacht an Ihr rechtes Nasenloch von unten, damit die Nase nicht verkrümmt wird.

Atmen Sie über das linke offene Nasenloch aus und lassen die Einatmung auch wieder einströmen. Nach der Einatmung wechseln Sie. Der kleine Finger schließt nun das linke Nasenloch von unten. Sie lassen den Ausatemstrom aus dem rechten Nasenloch ausströmen und den Einatemstrom auch dort wieder einströmen. Dann wechseln Sie wieder.

Sie beginnen immer mit der Ausatmung und wechseln nach der Einatmung. Lassen Sie sich Zeit. Sie wechseln ständig von einem Nasenloch zum anderen Nasenloch. Achten Sie darauf: In der Einatmung wird der Brust- und Bauchraum weit und in der Ausatmung wieder schmal. Genießen Sie die tiefe Atmung mindestens fünf Atemzüge lang, wenn möglich länger.

Spüren Sie anschließend nach. Ist die Nasenatmung freier, leichter, tiefer, weiter, angenehmer geworden? Nun sind Sie frisch, hellwach, sehr zufrieden und fühlen sich wohl!

2. Übung: Gähnen

Können wir noch genussvoll gähnen? Das Gähnen ist ein natürlicher Reflex des Körpers und löst eine tiefe Atmung aus, die den gesamten Körper und den Geist belebt! Sie kennen vielleicht das Gähnen eines Hundes, einer Katze oder eines Tigers.

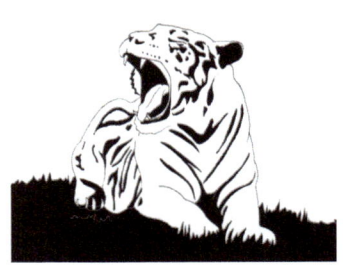

Der Tiger

Es ist ein volles ausgiebiges »Sich-aus-Gähnen« mit einer weiten Dehnung im gesamten Körpers. Auch können wir kleine Kinder beobachten, wie sie sich wohlig beim Gähnen dehnen, den Mund weit öffnen und gründlich mit Zeit und Hingabe gähnen. Und wie zufrieden sind sie anschließend und schauen mit frischen, wachen Augen in die Welt!

Es gibt verschiedene Auslöser, die uns gähnen lassen. Wir gähnen nicht nur bei Müdigkeit, sondern auch bei Langeweile, Hunger oder Stress. Das Gähnen ist eine Hilfsmaßnahme, um uns wieder in eine gesunde Atemtiefe zu bringen. Das Zwerchfell wird hierbei zu einem kräftigen Zusammenziehen angeregt und ein vermehrter Luftaustausch findet statt. Das Gleichgewicht von Sauerstoff und Kohlendioxid im Blut wird wiederhergestellt. Die Körperwände werden gedehnt und geweitet! Zudem wirkt das Gähnen aus nicht geklärten Gründen ansteckend. Wir scheuen uns oft, in der Öffentlichkeit ausgiebig zu gähnen. Doch es bringt uns Wachheit, vermehrte Aufmerksamkeit, Klarheit und Energie. Selbst jetzt, wenn Sie darüber lesen und daran denken, kann es sein, dass Sie gähnen müssen. Genießen Sie es. Denn es ist eine der besten Atemübungen.

Das Gähnen tritt meist unwillkürlich und spontan auf. Es kann aber auch willentlich hervorgerufen werden. Ahmen Sie das Gähnen einmal rein äußerlich nach.

Übung: Das willentliche Gähnen

Öffnen Sie den Mund und hinten den Rachen so weit es möglich ist. Fühlen Sie, wie die Wölbung des Gaumens höher steigt? Die Öffnung zum Hals wird weit und rund, während Sie ein weites anhaltendes und lautloses HAH… einatmen. Der Unterkiefer schiebt sich nach unten und der Rachen wird gedehnt. Die Bewegung setzt sich über den Kehlkopf fort.

Wiederholen Sie das willentliche Gähnen so lange, bis der echte Gähnreiz einsetzt und Sie den Mund aus eigenem Wunsch und Willen nicht mehr schließen. Sie genießen es und warten ab, bis Sie zu Ende gegähnt haben.

Kamen beim langen tiefen Gähnen Tränen? Mussten Sie die Nase schnäuzen? Wurde Ihnen warm und wohlig dabei? Das sind alles Zeichen, dass Drüsen, Schleimhäute und Blutgefäße und das gesamte Nervensystem angeregt wurden. Vielleicht konnten Sie fühlen, wie Kiefer und Wangen sich weit dehnten und der Dehnimpuls den gesamten Körper, Rumpf, Arme und Beine erfasste.

Besonders das Zwerchfell und die gesamte Atemmuskultur werden durch das Gähnen gelockert und aktiviert. Sie spüren nun nach dem ausgiebigen Gähnen, wie Ihr Körper vor allem in der Körpermitte belebt ist und sich ausgiebig weitet. Die Atembewegung ist bis hinunter in den Beckenraum spürbar.

Es ist eine sehr einfache und tiefe, die Atemmuskulatur lockernde und kräftigende Atemübung. Sie fühlen sich wach, belebt und voller Energie.

Also gähnen Sie so oft wie möglich und nach Herzenslust!

Schlussbetrachtung

Unsere Atmung ist der Königsweg zu unserem Inneren.
Unser Atem gibt uns Energie, Lebendigkeit und Stärke.
Wir kommen bei uns selber an.

Der erste Atemzug bringt uns ins Leben. Der Atem hält uns am Leben und zieht sich zurück am Ende des Lebens. Tagtäglich ist er ein selbstverständlicher Teil von uns. Er ist ein steter Begleiter und zugleich auch ein steter Ratgeber.

In einem achtsamen Empfinden des Atems und seinem Verstehen lernen wir uns in unserem Körper kennen. Die Wahrnehmung der Atmung ist der Königsweg auf der spannenden Reise, sich selbst kennenzulernen.

In jeder Situation gibt uns die bewusste Wahrnehmung der Atmung Hinweise, die tiefgreifenden Prozesse im Körper und im eigenen Inneren zu erahnen und lässt uns staunen über unsere Selbstheilungskräfte. Dieser Weg ist für jeden einzigartig. Wir sind schneller in der Lage, einzuschätzen, was in uns, in unserem Körper geschieht. Wir können es konkret benennen und die notwendigen Schritte einleiten.

Unser Körper spricht zu uns. Lernen wir ihn kennen, lehrt er uns, was gut für uns ist. Lernen wir, unseren Körper und in ihm die Gedanken und die Gefühle zu verstehen, lernen wir, unseren inneren Impulsen zu vertrauen. So entwickeln wir mitunter spontane Ideen und tiefgreifende Gedanken. Intuitiv tauchen Antworten auf die Fragen auf, die uns beschäftigen. Es sind Impulse, die in unserem Inneren verborgen waren.

Die Achtsamkeit auf unsere Atmung kann einen Bewusstseinsprozess in uns anregen, unserer inneren Kraft zu vertrauen. Wir können unser Selbstvertrauen stärken und die Sicherheit gewinnen, uns frei und unabhängig zu entfalten. Diese Achtsamkeit bringt uns immer wieder ins innere Gleichgewicht. Sie verhilft uns, gesund, vital und fit zu bleiben. Diese Achtsamkeit hilft und stärkt uns ein Leben lang.

So wünsche ich Ihnen auf Ihrer weiteren »Reise der Achtsamkeit mit dem Atem in das Innere« Frieden, Harmonie und Gesundheit.